T0208637

Gesünder länger leben

Die Autoren

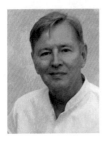

Prof. Dr. med. Jürgen Ennker ist ein bekannter Herzchirurg. Er studierte in Hannover, Kapstadt und Freiburg Medizin, leitet seit 1994 als Arzt und Ärztlicher Direktor die Klinik für Herz-, Thorax- und Gefäßchirurgie des MediClin Herzzentrums in Lahr/Baden. Er ist Mitglied in nationalen und internationalen medizinischen Fachgesellschaften und Autor wissenschaftlicher Publikationen.
www.ennker.de, www.herzzentrum-lahr.de

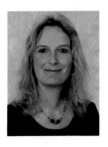

Bianca Lorenz, M. A. studierte in Berlin und Freiburg Germanistik und Romanistik und arbeitete nach einem Volontariat als Redakteurin in einem Verlag in Landsberg/Lech. Seit 2004 ist sie als freiberufliche Redakteurin und Medizinjournalistin in Berlin und Wiesbaden tätig. Sie war Chefredakteurin verschiedener Gesundheitsmagazine und arbeitet heute als Autorin für diverse Agenturen und Verlage.

Jürgen Ennker, Bianca Lorenz

Gesünder länger leben

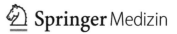

Prof. Dr. med. Jürgen Ennker
Ärztlicher Direktor
Chefarzt Herz-, Thorax- und
Gefäßchirurgie
MediClin Herzzentrum Lahr/Baden
Hohbergweg 2
77933 Lahr
www.herzzentrum-lahr.de

Bianca Lorenz
Journalistenbüro
Sprinter Presse
Adelheidstraße 55
65185 Wiesbaden

Bibliografische Information der Deutschen Bibliothek
Die Deutsche Bibliothek verzeichnet diese Publikation in der Deutschen Nationalbibliografie;
detaillierte bibliografische Daten sind im Internet über http://dnb.ddb.de abrufbar.

Gestaltung und Satz: UVA Kommunikation und Medien GmbH
Druck: fgb. freiburger graphische betriebe gmbh, www.fgb.de

ISBN 978-3-89935-288-7

„Gesünder länger leben ..."

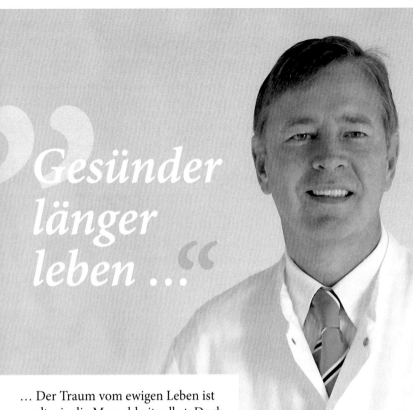

... Der Traum vom ewigen Leben ist so alt wie die Menschheit selbst. Doch seit der Vertreibung aus dem Paradies ist unser irdisches Dasein endlich. Und die Vorstellung von einem Weiterleben nach dem Tod bleibt verbannt in ein mit dem Verstand nicht zu fassendes Jenseits, an das zu glauben hier keine Voraussetzung sein soll.

Deshalb will und kann ich mich in diesem Buch nur mit den biologischen und medizinischen Möglichkeiten des Altwerdens befassen, die nach heutigem Stand der Forschung gelten. Vor allem werde ich der Frage nachgehen, wie man ein hohes Alter bei guter Gesundheit erreichen kann. Krankheit und Siechtum sind schließlich wenig erstrebenswert. Was also kann jeder unabhängig von seinen genetischen Voraussetzungen tun, um möglichst lange im Besitz seiner körperlichen und geistigen Kräfte zu bleiben? Auf welchen Säulen steht unsere Gesundheit, und was bedroht sie? Und was verstehen wir überhaupt unter Lebensqualität?

Gehen Sie bei der Lektüre des Buches mit mir auf eine spannende Reise! Begleiten Sie mich bei der Suche nach Antworten auf eine der letzten ungeklärten Fragen unserer Welt: die nach dem Geheimnis eines langen, gesunden und damit glücklichen Lebens.

Ihr Prof. Dr. Jürgen Ennker
Lahr/Baden

1. Die Lebenslänge .... Seite 8
Die Lebenserwartung .... Seite 08
Die Rolle der Gene – die Biologie des Alterns .... Seite 09
Verlängerte Genkappen – verlängertes Leben .... Seite 10
Wie Gene auf die Kalorienbremse drücken .... Seite 10
Ein Gen gegen Krebs .... Seite 11
Sozioökonomische Umstände und Lebenslänge .... Seite 11
Ehemänner leben länger .... Seite 11
Gute Freunde fürs Leben .... Seite 12
Jungbrunnen Bildung, Beruf und Einkommen .... Seite 13
Lebenskiller Umweltbelastungen und Armut .... Seite 13
Das biologische Alter .... Seite 14

2. Die Lebensqualität .... Seite 16
Was ist Gesundheit? .... Seite 16
Die Grundlagen der Gesundheit .... Seite 17
Die Bedeutung der materiellen Basis .... Seite 17
Die Bedeutung der Zufriedenheit .... Seite 17
Individuelle Vorstellungen von Lebensqualität .... Seite 18
Die Bedrohung der Gesundheit durch Krankheiten .... Seite 19
Was leistet die Anti-Aging Medizin? .... Seite 23

3. Die Säulen der Gesundheit .... Seite 25
3.1. Bewegung .... Seite 25
Bewegung fördert den Stoffwechsel .... Seite 27
Bewegung hält fit .... Seite 28
Sport stoppt Stress .... Seite 28
Sport macht schlau .... Seite 29
Sport stärkt die Abwehr .... Seite 29
Bewegung beugt Krankheiten vor .... Seite 30
Das rechte Maß finden .... Seite 33
3.2. Ernährung .... Seite 34
Die Bausteine des Lebens .... Seite 34
Sonderfall Cholesterin .... Seite 36
Kohlenhydrate für die Energie .... Seite 37
Vitamine für die Gesundheit .... Seite 37

Mineralstoffe für das innere Gleichgewicht .... Seite 43
Sekundäre Pflanzenstoffe .... Seite 48
Ernährungsbedingte Krankheiten .... Seite 51
Die Qualität der Nahrung .... Seite 52
Essen ohne Stress .... Seite 53
3.3. Entspannung .... Seite 55
Jungbrunnen Schlaf .... Seite 55
Störfaktor Stress .... Seite 56
Massenphänomen Burnout .... Seite 57
Die kulturellen Schranken .... Seite 58
Leerlauf für Leistung und Kreativität .... Seite 59
Wege zur Work-Life-Balance .... Seite 59
Entspannen durch Musik .... Seite 60
Gesund durch Singen .... Seite 61
Die Macht der Meditation .... Seite 62
Streicheln gegen Stress .... Seite 62

4. Der ideale Lebenswandel .... *Seite 64*
Das leibliche Wohl .... Seite 64
Das seelische Wohl .... Seite 77
Regeln kombinieren – vielen Lebensjahre gewinnen .... Seite 85

5. Verhalten verändern .... *Seite 86*
Das Unterbewusstsein umpolen .... Seite 87
Autogenes Training .... Seite 89
Progressive Muskelentspannung .... Seite 90
Vorbeugen statt therapieren .... Seite 90

6. Chancen der modernen Medizin .... *Seite 91*
Herzstents und Bypass verlängern das Leben .... Seite 91
Neue Herzklappen – Es geht auch ohne OP .... Seite 93
Implantierbare Defibrillatoren schützen vor Plötzlichem Herztod . Seite 97
Aortenstent – Gefährliche Gefäßbeutel ausschalten .... Seite 98
Resistenter Bluthochdruck – Nierennerven veröden .... Seite 100
Die richtige Klinik finden .... Seite 102

1. *Lebenslänge*

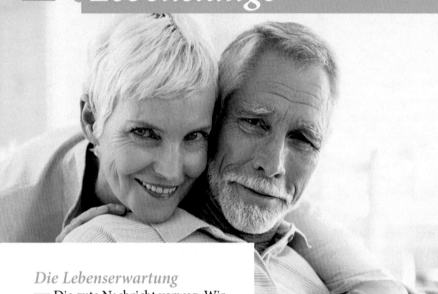

Die Lebenserwartung

■ Die gute Nachricht vorweg: Wir werden immer älter. Die Lebenserwartung hat sich in den letzten 130 Jahren mehr als verdoppelt. Heute geborene Jungen und Mädchen werden durchschnittlich rund 77 bzw. 83 Jahre alt. Und die Lebenserwartung steigt weiter: Statistisch gesehen erlebt jede zweite Frau in Deutschland ihren 85. Geburtstag und jeder zweite Mann seinen 80. Und 94 Prozent der Frauen sowie 89 Prozent der Männer werden zumindest 60 Jahre alt. Zum Vergleich: Die durchschnittliche Lebenserwartung des Steinzeit-Menschen lag bei gerade einmal 25 Jahren plus/minus 5 Jahren.

■ Auch wenn es nach Überlieferungen, etwa aus der Bibel, so aussieht, als hätte es schon vor unserer Zeitrechnung Menschen gegeben, die sehr viel älter wurden als wir heute, so trügt der Schein. Forscher vermuten, dass unrealistische Altersangaben im Alten Testament wie das von Methusalem (969 Jahre) oder das von Adam (930 Jahre) entweder auf einen Schreibfehler zurückgehen oder das Lebensalter damals nach den Monaten des Mondkalenders berechnet wurde. Demnach wäre Methusalem doch nur 78 Jahre alt geworden – für damalige Verhältnisse immer noch ein stolzes Alter.

■ Im Kapitel Genesis 6, 1–4, also nach der Sintflut, begrenzte Gott die Lebenszeit dann auf 120 Jahre. Ob man gläubiger Christ ist oder nicht: Dieses Alter entspricht bis heute tatsächlich in etwa der höchsten Lebensspanne, die je ein Mensch erreicht hat. Nur die Französin Jeanne Louise Calment wurde mit 122 noch zwei Jahre älter.

Ansonsten gilt Japan als das Land mit den meisten über Hundertjährigen. Aber auch in Deutschland leben derzeit 10.000 über Hundertjährige – so viele wie noch nie! Wissenschaftler schätzen, dass es im Jahr 2050 bereits rund 115.000 sein könnten.
Denn jedes Jahr wächst die Lebenserwartung um etwa drei Monate.

Die Rolle der Gene – die Biologie des Alterns

Doch wo liegt die Grenze unserer biologischen Lebensfähigkeit? Genforscher wie der Amerikaner Gichard Cawthon halten es durchaus für möglich, eines Tages 1000 Jahre alt zu werden. Voraussetzung aber ist, dass wir es schaffen, den „programmierten Zelltod" und damit die natürlichen Prozesse des Alterns aufzuhalten.

Der Hintergrund: Im Laufe unseres Lebens teilen sich unsere Zellen viele Male. Dabei erneuern sie sich, indem Defekte durch zelleigene Stoffwechselprozesse repariert werden. Doch auch diese Fähigkeit nimmt mit den Lebensjahren ab: Dann wird der Zellpool kleiner, denn auch das Stammzellreservoire, aus dem neue Zellen gebildet werden, altert. Ohne frische Zellen jedoch ist Sterben nur noch eine Frage der Zeit. Dieser programmierte Zelltod, dieses Programm des Alterns, ist genetisch vorgegeben und sogar mit dem im Tierreich identisch. Jede Zelle kann sich nur 40 bis 50 Mal teilen. Danach ist Schluss.

Könnte man diesen Gen-Code knacken, der die Zellteilung steuert und das Zeitfenster für den Zelltod größer ziehen, könnte man – so die Meinung der Altersforscher – auch die Lebenserwartung verlängern. Neben Veränderungen im Lebensstil bedeutet das vor allem, eine Einflussnahme auf die Gene.

Wissenschaftler schätzen, dass die Lebenslänge zu 20 bis 30 Prozent von unserem Erbgut abhängt, das Risiko für viele lebensbedrohliche Erkrankungen sogar zu 50 Prozent! Bei den über 100-Jährigen, vor allem bei Männern, aber spielen dazu noch „Langlebigkeitsgene" eine Rolle: Denn diese Menschen werden nicht nur „normal" alt, sondern sie bleiben dabei auch noch gesund und fit.
So gibt es in bestimmten Regionen der Erde besonders viele rüstige Alte. Und auch wenn man sich in seinem eigenen Bekanntenkreis umschaut, kann man feststellen, dass – von wenigen Ausnahmen abgesehen – Mitglieder einer Familie älter werden als die anderer Familien. Auffällig ist, dass bei diesen Menschen Altersleiden wie Diabetes, Demenz, Bluthochdruck oder Parkinson wenn überhaupt erst nach dem 85. Geburtstag auftreten – ein Alter, in dem sich die Alterungsprozesse im Körper wieder zu verlangsamen scheinen und das Sterberisiko

statistisch gesehen wieder sinkt. Lebensbedrohliche Folgeerkrankungen kommen somit nicht mehr so stark zum Tragen wie bei Menschen, die etwa schon ab 60 an diesen Krankheiten leiden.

Genetiker sind deshalb schon länger auf der Suche nach dem einen „Methusalem-Gen", quasi dem DNA-Schlüssel zum Älterwerden. Gefunden wurde es allerdings noch nicht. Wohl aber 150 Genvarianten, die man bei mehr als 1000 Hundertjährigen auffällig häufig fand und die seitdem im Zusammenhang mit extremer Langlebigkeit stehen.

Verlängerte Genkappen – verlängertes Leben

So kam man etwa den Telomeren auf die Spur, den Schutzkappen der Chromosomen. Jeder unserer Erbgutfäden besitzt an seinen beiden Enden solche Telomere. Insgesamt 5000 bis 12.000 Paare. Das Problem: Diese Kappen werden bei jeder Zellteilung kleiner. Zwar sitzen darin keine lebenswichtigen Gene, doch irgendwann können die Telomere ihre Schutzfunktion nicht mehr ausfüllen. Die Folge: Sie verkleben miteinander, und die Zelle verliert ihre Funktion. Ungefähr 30 bis 200 Telomere verschwinden mit jeder Zellteilung.

Hoffnung geben neue Beobachtungen, nach denen die Telomere doch nicht immer kleiner werden, sondern zwischenzeitlich auch wieder wachsen. Verantwortlich dafür ist das Enzym „Telomerase". Es verlängert die Schutzkappen wieder und kann so bedeutenden Einfluss auf das Überleben der Zelle nehmen. Leider lässt die Aktivität des Enzyms mit den Jahren nach – und damit auch die Länge der Telomere. Studien mit betagten Teilnehmern haben gezeigt: Die Gruppe mit den längeren Endkappen lebte im Schnitt fünf Jahre länger als die mit den kürzeren.

Würde es gelingen, das Enzym Telomerase weiter zu aktivieren, könnte man nach Schätzungen von Altersforschern 10 bis 30 Jahre länger leben!

Wie Gene auf die Kalorienbremse drücken

Eine weitere, wichtige Rolle bei der Lebensverlängerung spielt offenbar das Gen PHA-4. Es stammt vom Fadenwurm Caenorhabditis elegans, hat aber gleich drei vergleichbare „Verwandte" beim Menschen. Diese wiederum sind Teil der Gen-Familie FOXA, die an der Entwicklung und Ausbalancierung von „Glukagon" großen Anteil hat. Glukagon ist ein Hormon, das in der Bauchspeicheldrüse hergestellt wird und bei Bedarf Zucker- und Fettreserven knacken und in die Blutbahn schleusen kann. So wird der Körper auch in schlechten Zeiten mit wenigen Mahlzeiten gut mit Energie versorgt. Das Hormon erhöht auch die Konzentration von Insulin im Blut – eines weiteren wichtigen Hormons, dessen natürlicher Gegenspieler Glukagon ist. Je besser dieses hormonelle Zusammenspiel funktioniert, desto günstiger wirkt es sich auf den Kalorienverbrauch und damit auf die Lebensdauer aus. Denn eine asketische, kalorienreduzierte Ernährungsweise gilt erwiesenermaßen als lebensverlängernd!

So fand man heraus, dass dort, wo man maßvoll isst und Fettleibigkeit ein Fremdwort ist, wie etwa auf der japanischen Insel Okinawa, im Kaukasus oder auf Sardinien, deutlich mehr Hundertjährige leben als in Ländern, in denen Fast Food und Übergewicht auf dem Vormarsch sind.

Labortests mit PHA-4 haben gezeigt, dass Fadenwürmer mit einer hohen Aktivität dieses Gens 20 bis 30 Prozent länger lebten, und zwar unabhängig davon, ob sie Diät hielten oder nicht. Die Forscher sind sich einig: Das Gen ist also ein wichtiger Hebel zur Lebensverlängerung auch beim Menschen!

Ein Gen gegen Krebs

▬ Ein anderes, wichtiges „Altersgen" ist das FOXO 3A. Es steuert ein Eiweißmolekül, das kranke Zellen in den „Selbstmord" treibt, so auch Tumorzellen. Krebsgeschwüre können so gar nicht erst entstehen oder weiterwachsen. Dazu bietet das Gen einen gewissen Schutz vor freien Radikalen – aggressive Sauerstoffmoleküle –, welche die Zellen angreifen und schädigen. Es fand sich auffällig häufig bei vielen über Hundertjährigen in Asien und Europa gleichermaßen. Auch dieses Gen wird über ein Enzym angetrieben oder blockiert und könnte so ein Schlüssel zur Lebensverlängerung sein. Eine Therapie für den Menschen ist aber auch hier noch Zukunftsmusik.

Sozioökonomische Umstände und Lebenslänge

▬ Etwa jeder Siebte verfügt über diesen begehrten Gen-Pool der Langlebigkeit, aber nur jeder Hundertste nutzt seine Chance. Dass diese von der Natur Begünstigten doch nicht älter werden, liegt überwiegend an ihren Lebensgewohnheiten, auf die ich später in diesem Buch noch ausführlicher eingehen werde, aber auch an Umweltfaktoren. Zu diesen Umweltfaktoren gehören neuesten Erkenntnissen zufolge Partnerschaft und Freundschaft, Bildung und Beruf, Arbeit und wirtschaftliche Verhältnisse sowie Umweltbelastungen.

Ehemänner leben länger

▬ Die Auswertung einer amerikanischen Langzeitstudie förderte zutage, dass eine feste Partnerschaft der Gesundheit zuträglich ist und das Leben verlängert. Zumindest für Männer. So wurden verheiratete Männer im Durchschnitt 70 Jahre und älter, während das nicht mal ein Drittel aller geschiedenen schaffte. Bei verheirateten Frauen allerdings wirkte sich der Trauschein nicht lebensverlängernd aus: Sie wurden nur so alt wie ihre geschiedenen Geschlechtsgenossinnen.

Besonders günstig auf die Lebensdauer von Männern wirkt sich eine viel jüngere Partnerin aus, wie eine statistische Auswertung des Max-Planck-Instituts für Demographie ergab. Demnach sinkt das Sterberisiko für sie mit jedem Jahr, das die Frau jünger ist.

Bei Frauen ist das genau umgekehrt. Sie altern schneller und sterben früher an der Seite eines älteren Mannes. Ebenso ungünstig für sie: Kinderlosigkeit. Im Schnitt gehen ihnen dadurch 1,2 Lebensjahre verloren. Der Grund: Sie haben vor allem im mittleren und späteren Lebensalter weniger emotionale und soziale Kontakte. Auch ist das Brustkrebsrisiko – die häufigste Krebsart bei Frauen – bei Kinderlosen höher als bei Frauen, die gestillt haben.

Für den positiven Ehe-Effekt beim Mann machen die Wissenschaftler indes drei Ursachen aus: Zum einen finden gesunde Männer eher eine Frau, werden zweitens durch diese zu einem gesünderen Lebensstil angeleitet und haben im Notfall jemanden, der den Arzt ruft oder sie bei Krankheit pflegt.

Fazit: Verheiratete Menschen und Paare in Lebensgemeinschaften haben eine höhere Lebenserwartung als Singles und Verwitwete. Einsamkeit bzw. Alleinsein wird heutzutage als ebenso schädlich eingestuft wie Rauchen!

Gute Freunde fürs Leben

Ob Freunde einen fehlenden Partner ersetzen und die Lebensdauer ähnlich verlängern können, hängt von der Qualität der Freundschaft ab. Fest steht, dass auch gute Freunde durchaus in die Rolle eines Partners schlüpfen, sich kümmern und Anteil an Problemen nehmen oder etwa durch gemeinsame Sportaktivitäten positiv Einfluss auf die Lebensführung nehmen können. „Falsche Freunde" hingegen, die zu Alkohol- und Zigarettenkonsum verführen, so die Wissenschaftler weiter, wirkten sich nicht günstig auf die Lebenslänge aus.

Auch können Freunde natürlich nicht alle anderen Facetten einer Paarbeziehung abdecken: Liebe, Sexualität und Kinder. Dies alles aber sind Punkte, die für Lebensqualität, Wohlbefinden und Gesundheit mit entscheidend sind. Nichtsdestotrotz konnten australische Forscher bestätigen, dass Freundschaften mit einem ehrlichen Umgang, intensiven Unterhaltungen und häufigen Treffen die Lebenserwartung um 22 Prozent steigern.

Entscheidend sei allerdings nicht die Anzahl der Freunde, sondern die

Qualität und Intensität der Freundschaft, so das Ergebnis einer Umfrage von Psychologen in Edinburgh. Zu viele oberflächliche Freundschaften wie etwa die virtuellen auf Facebook dagegen würden eher noch Angst, Schuldgefühle und dadurch Stress erzeugen – negative Gefühle, die sich ebenso auf die Lebenslänge auswirken.

Jungbrunnen Bildung, Beruf und Einkommen

▬ Auch das Bildungsniveau, die Arbeit und infolgedessen die wirtschaftlichen Verhältnisse haben Einfluss auf die Lebenslänge. Eine amerikanische Studie aus Boston fand heraus, dass die Lebenserwartung von US-Amerikaner mit einer 12-jährigen Schulbildung in den 1980er und 1990er Jahren um 1,5 Jahre stieg. Bei ihren Landsleuten mit einem geringeren Schulabschluss als den der High-School war es nur ein halbes Jahr. Von 1990 bis 2000 kamen bei den High-School-Abgängern noch einmal 1,6 Jahre hinzu, die anderen konnten keine weitere Lebenszeit dazugewinnen.

Die Ursachen: Ein niedriger Bildungsstand zieht oft einen schlechten Lebensstil nach sich. Alkohol, Rauchen oder Übergewicht sind in weniger gebildeten Schichten eher anzutreffen als bei Menschen mit einem höheren Bildungsgrad.

Folgerichtig ist auch, dass sich Menschen mit einer guten Bildung grundsätzlich gesünder ernähren und dazu bessere Chancen auf dem Arbeitsmarkt haben, was wiederum besser bezahlte Jobs nach sich zieht. Deshalb gelten auch Arbeit und ökonomische Sicherheit indirekt als Indikatoren einer längeren Lebensspanne. Vor allem in Universitätsstädten oder in Regionen mit geringer Arbeitslosigkeit liegt die Lebenserwartung entsprechend höher. Laut Bundesinstitut für Bau-, Stadt- und Raumforschung in Bonn liegt bei den Männern in Deutschland Heidelberg auf Platz 1 (80,1 Jahre), gefolgt von Stuttgart (79,5) und Freiburg im Breisgau (79,4) – allesamt Städte mit Universitäten und prosperierender Wirtschaftsstruktur. Umgekehrt liegt die Lebenserwartung in ländlichen Regionen mit eher hoher Arbeitslosigkeit niedriger: Pirmasens in Rheinland-Pfalz (72,4), Suhl in Thüringen (73) und Bremerhaven (73,5).

Für Frauen lebt es sich mit je 84,1 Jahren am längsten in Dresden und München, gefolgt von Stuttgart (84) und Rostock (83,8) und am kürzesten in Weiden in der Oberpfalz (78,6), Pirmasens (78,5) und in Suhl (77,8).

Lebenskiller Umweltbelastungen und Armut

▬ Die Feststellung, dass die Lebenserwartung in Städten generell geringer ist als auf dem Land, mag daher zunächst wie ein Widerspruch klingen. Schließlich ist die Feinstaubbelastung hier am höchsten. Laut Umweltbundesamt büßt der Stadtmensch durchschnittlich 10 Monate seines Lebens durch die „dicke Luft" von Abgasen aus Autos und Schornsteinen ein.

Doch trifft es auch hier wieder die sozio-ökonomisch schlechtergestellten Schichten der Bevölkerung. Denn diese wohnen meist in niedrigpreisigeren Wohnungen an großen Straßen oder in Industriegebieten, wo derartige Belastungen am größten sind.

Zusammenfassend kann man sagen, dass Armut die Lebenslänge massiv einschränkt. So sind nicht nur die Bildungschancen und die Wohnverhältnisse schlechter. Auch haben Arme durch die niedrigeren Einkünfte oft mit größeren Sorgen zu kämpfen als Bessergestellte. Denn Geldprobleme oder Angst um den Arbeitsplatz belasten die Psyche. Auch sind Ärmere im Beruf oft höheren gesundheitlichen Risiken ausgesetzt als andere. Dazu ernähren sie sich oft von billigeren Fertigprodukten, anstatt selbst zu kochen und treiben weniger Sport. All das zusammen macht sie auf Dauer noch schneller krank, was wiederum ihre Berufschancen schmälert – ein Teufelskreis! Der Unterschied zwischen Arm und Reich in Zahlen: Rund 8 Jahre bei Frauen, bei Männern sogar 11 Jah-

re! Umgekehrt sinkt bei Reichen die Wahrscheinlichkeit, bald zu sterben, um mehr als 50 Prozent!

Das biologische Alter

Die Gene und die Kalenderjahre allein sagen also noch nichts über die Gesundheit und erst recht nichts über die zu erwartende Lebenslänge aus. Wer wissen will, wie alt er wirklich ist, kann im Internet sein biologisches Alter herausfinden. Dafür gibt es bestimmte Tests, die gezielt die individuellen Lebensumstände und –gewohnheiten abfragen und in die Berechnung miteinbeziehen. „Lebenszeitrechner" können sogar das mögliche, maximale Lebensalter ermitteln – freilich ohne Garantie!

So kürzen schwere chronische Krankheiten in der Familie, Bewegungs- und Schlafmangel, schlechte Ernährung, Rauchen und Alkohol das Leben ab. Umgekehrt kann man durch einen optimalen Lebensstil, Normalgewicht, geistige Fitness, gute sozialer Kontakte und ein befriedigendes Sexualleben ein paar Jahre herausholen. So kann ein biographisch 50-Jähriger – biologisch gesehen – erst 45 Jahre jung oder schon 55 Jahre alt sein und hat entsprechend gute Aussichten auf ein langes Leben – oder eben schlechtere.

Die diagnostische Sicherheit der üblichen Internet-Tests liegt bei rund 85 Prozent. Um das biologische Alter ganz genau zu ermitteln, müsste man

Hunderte von Parameter miteinbeziehen, auch klinisch relevante Daten, wie Messungen von Organfunktionen und Blutwerte.

In der Regel erreicht ein heute lebender Mensch mit 30 seinen Zenit. Danach beginnt das biologische Altern. Und schon ab 40 bekommt man seine Folgen mehr und mehr zu spüren. Deshalb sollte man so früh wie möglich damit anfangen, durch einen gesunden Lebensstil und die Nutzung der modernen Möglichkeiten der Medizin sein ganz persönliches Anti-Aging-Programm zu starten.

Fazit: Die Lebenserwartung steigt jedes Jahr um drei Monate. Wie lange jemand lebt, hängt vor allem von seinen Genen, seinem Lebensstil, von Bildung, Beruf, Einkommen und sozialen Kontakten ab. Das biologische Alter kann erheblich vom kalendarischen abweichen.

2. Die Lebensqualität

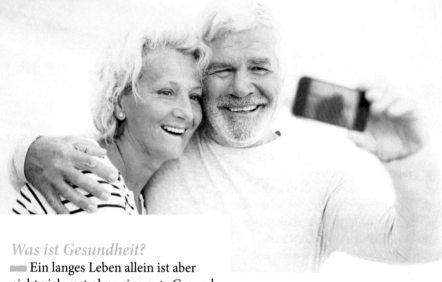

Was ist Gesundheit?

Ein langes Leben allein ist aber nicht viel wert ohne eine gute Gesundheit. Vielmehr gilt diese durch alle Zeiten und Kulturen hinweg als höchstes Gut, als Grundlage und Garant für ein langes und vor allem lebenswertes Leben. Was aber bedeutet es, gesund zu sein? Und ist Gesundheit tatsächlich nicht käuflich?

Die offizielle Definition der Weltgesundheitsorganisation WHO lautet: „Gesundheit ist ein Zustand des vollständigen körperlichen, geistigen und sozialen Wohlergehens und nicht nur das Fehlen von Krankheit oder Gebrechen."

Doch wer bestimmt, ob jemand gesund ist? Der Arzt oder der Patient? Was ist, wenn alle Tests und Untersuchungen unauffällig sind, sich der Mensch aber dennoch unwohl fühlt, Schmerzen hat oder schwermütig ist?

Heute ist man sich einig, dass der Begriff der Gesundheit objektiven und subjektiven Kriterien standhalten muss und diese je nach den aktuellen Lebensbedingungen wechseln können. Demnach ist jemand gesund, „(...) wenn diese Person sich in den physischen, psychischen und sozialen Bereichen ihrer Entwicklung im Einklang mit den eigenen Möglichkeiten und Zielvorstellungen und den jeweils gegebenen äußeren Lebensbedingungen befindet."

Fazit: Gesundheit ist also ein dynamischer Prozess und kein Zustand, den man – einmal erreicht – nie mehr verlieren kann. Sobald sich an den individuellen Lebensumständen etwas zum Schlechteren ändert, kann das Risiko für Krankheiten sehr wohl steigen.

Die Grundlagen der Gesundheit

Zu den allgemeinen Grundvoraussetzungen der Gesundheit zählen körperliche, seelisch-geistige sowie soziale und materielle Umstände bzw. Fähigkeiten.

Zu den körperlichen gehören etwa gute Gene (siehe Kapitel 1), eine gesunde Ernährung, eine saubere Umwelt, eine sichere Umgebung und Schutz, genug Bewegung, Entspannung und Auszeiten, täglich ausreichend Schlaf, eine erfüllte Sexualität, soziale Bindungen und gute Arbeitsbedingungen.

Zu den seelisch-geistigen Voraussetzungen zählt man Sicherheit und Geborgenheit, Liebesfähigkeit und Geliebtwerden, Selbstachtung und Selbstvertrauen, Freiheit und Verbundenheit. Aber auch die materielle Grundlage des Lebens muss vorhanden sein, wenn man so lange wie möglich gesund bleiben will. Dazu gehören soziale Sicherheit, eine Wohnung, ein wenigstens minimaler Wohlstand, sauberes Trinkwasser und Nahrung.

Je mehr dieser Rahmenbedingungen vorhanden sind, desto größer stehen die Chancen auf eine gute Gesundheit.

Die Bedeutung der materiellen Basis

Es ist wissenschaftlich erwiesen, dass wohlhabende Menschen nach medizinischen Maßstäben gesünder sind als weniger privilegierte. Die Gründe: Reichere Schichten sind in ihren Berufen weniger gesundheitlichen Risiken ausgesetzt und haben dazu meist besser bezahlte Jobs. Dadurch haben sie finanziell größere Chancen, materiell die nötigen Grundlagen für eine gute Gesundheit zu schaffen: So wohnen sie zum Beispiel in besseren, weniger lauten und verschmutzten Regionen oder Stadtteilen, können sich hochwertigere Lebensmittel kaufen und haben einen besseren Zugriff auf die Möglichkeiten der modernen Medizin, mit denen man die Gesundheit und Lebensqualität selbst bei Krankheit besser erhalten kann. Denn das pluralistische System an gesetzlichen und privaten Krankenversicherungen mit unterschiedlichen Leistungspaketen ermöglicht selbst in unserem Sozialstaat nicht für alle den gleichen Zugang zur bestmöglichen Therapie.

Die Bedeutung der Zufriedenheit

Interessant ist allerdings, dass Geld oberhalb eines einfachen Grundeinkommens keinen Einfluss mehr auf unser Glücksempfinden hat. Das belegt erneut der aktuelle „World Happiness Report" der New Yorker Columbia University. Danach wohnen die glücklichsten und zufriedensten Menschen nicht etwa in den Ländern mit dem höchsten Bruttoinlandsprodukt wie Deutschland, Frankreich oder Kuwait, sondern in den nördlichen Ländern der Welt, wie Dänemark, Finnland und Norwegen, den Niederlanden, Kanada und der Schweiz, wo neben der materiellen Grundlage noch andere Faktoren dazukommen. So fanden die Wissenschaftler heraus, dass vor allem die rechte Mischung aus Selbstbestimmung und Sicherheit, Arbeit und Freizeit sowie Beziehungen zu Freunden und Familie glücklich macht.

Dieser Trend gilt auch für Deutschland. „Ab einem Pro-Kopf-Einkommen von rund 5000 Euro im Monat hat Geld hierzulande keinen Einfluss mehr auf das Glücksempfinden. Gesundheit, Familie, Freundschaften stehen für viele dagegen im Mittelpunkt von Zufriedenheit und Lebensqualität", bestätigt Zukunftsforscher Prof. Ulrich Reinhardt, wissenschaftlicher Leiter der BAT-Stiftung für Zukunftsfragen: „Auch wird die körperliche und geistige Fitness in den nächsten Jahren noch einen größeren Stellenwert bekommen. Wohlergehen wird wichtiger als Wohlstand."

Das Bruttoinlandsprodukt ist als kein Maßstab für Lebensqualität. Entscheidender für das Glücksempfinden der Menschen sind vielmehr die Faktoren Sicherheit, Freizeit, Einkommensverteilung und eine saubere Umwelt.

Fazit: Glück und Zufriedenheit sind nicht käuflich, jedoch zwei wesentliche Grundlagen der psychischen Gesundheit, die wiederum ein wichtiger Baustein der Gesundheit als Ganzes ist.

Individuelle Vorstellungen von Lebensqualität

Die Meinung darüber, was Lebensqualität und damit Gesundheit bedeutet, kann jedoch von Mensch zu Mensch stark von dem abweichen, was Forscher nach jahrzehntelanger Wissenschaft für besonders gesund halten. Jeder kennt einen Stubenhocker, der glücklich und zufrieden ist, wenn er daheim auf dem Sofa sitzt, statt – wie es für seine Gesundheit besser wäre – regelmäßig vor die Tür zu gehen. Und unser Kette rauchender Altkanzler Helmut Schmidt würde in den Talkshows wohl nur halb so zufrieden wirken, wenn man ihm seine Zigaretten verwehren würde. Sicher lässt uns ein nach medizinischen Gesichtspunkten idealer Lebensstil länger leben als Zufriedenheit. Fest steht aber auch, dass Menschen, die zufrieden sind, automatisch gesünder leben als unzufriedene. Der Grund: Sie müssen ihre Unzufriedenheit nicht durch ungesundes Verhalten wie übermäßiges Essen, mediale Ablenkung, Trägheit oder Tabletten kompensieren.

Anhand von Untersuchungen wissen wir nur, wie Menschen selbst ihre Lebensqualität in Bezug auf die Gesundheit bewerten.

Das einzige Vergleichsinstrument für eine Gesamtbewertung des Gesundheitszustandes und zwar auf der Grundlage individueller Wertungen im Zusammenhang mit den sozio-ökonomischen Verhältnissen ist der EuroQol 5D (EQ-5D). Die aktuellsten Zahlen zur gesundheitsbezogenen Lebensqualität (Health Related Quality of Life, kurz HRQL) in Deutschland kommen aus der Studie „Gesundheitszustand bei Erwachsenen in Deutschland aus dem Jahre 2010. Dafür hatten Wissenschaftler insgesamt Daten von 1966 Erwachsenen ab 20 Jahren ausgewertet.

Gefragt wurde nach Gesundheitszuständen wie Beweglichkeit und Mobilität, Selbstversorgung, allgemeine Tätigkeiten, Schmerzen und Beschwerden, Angst und Niedergeschlagenheit. Bei der sozialen Dimension wurden die Variablen Geschlecht, Alter, Schulbildung, Einkommen und Erwerbstätigkeit abgefragt und bei der Auswertung berücksichtigt.

Das Ergebnis: Bei Männern und höheren Bildungsgruppen hat der Gesundheitszustand mehr Einfluss auf die Lebensqualität als bei Frauen und niedrigeren Bildungsschichten. Die schlechteste Lebensqualität in Bezug auf die Gesundheit beklagten die Erwerbslosen, zu denen auch Studenten, Hausfrauen und Rentner zählen. Die Höhe des Einkommens von 600 Euro bis mehr als 1350 Euro pro Monat hatte dagegen nach Ansicht der Befragten

kaum Einfluss auf die gesundheitsbezogene Lebensqualität. Nur bei den beiden unteren Einkommensgruppen (bis 600 Euro und 600 bis 799 Euro) nahm das Problemrisiko leicht zu, statistisch bedeutsam vor allem beim Thema Schmerzen.

In Bezug auf das Bildungsniveau klagten die unteren Gruppen (Hauptschulabschluss mit oder ohne Lehre) deutlich öfter als die oberen (mittlere Reife oder Abitur) über Probleme mit der Beweglichkeit bzw. Mobilität, der allgemeinen Tätigkeit und über Schmerzen.

Wesentlich entscheidender wirkte sich jedoch das Alter auf die Einschätzung aus. So nahmen die gesundheitlichen Probleme pro Lebensjahr um sechs Prozent zu. Frauen litten zudem deutlich häufiger unter Problemen der Beweglichkeit und Mobilität, bei der Selbstversorgung und Niedergeschlagenheit als Männer.

Fazit: Der soziale Status, das Bildungsniveau und das Alter haben durchaus Einfluss auf die eigene Wahrnehmung von Gesundheit oder Krankheit.

Die Bedrohung der Gesundheit durch Krankheiten

Objektiv und rein statistisch gesehen, steht es um die Gesundheit der Deutschen nicht schlecht. Trotzdem gibt es eine Reihe von Krankheiten, die in den letzten Jahren mehr und mehr zugenommen haben und einem ungesunden, vom Wohlstand geprägten Lebensstil geschuldet sind. Wir wollen an dieser Stelle nur die häufigsten nennen, die man nachweislich und unabhängig von der genetischen Voraussetzung durch reine Verhaltensänderungen selbst beeinflussen, lindern oder gar verhindern könnte: Diabetes und Herz-Kreislauf-Erkrankungen, Depressionen und Krebs.

Diabetes – das „süße" Gift

■ Gut zwei Drittel der Männer (67 Prozent) und mehr als die Hälfte der Frauen (53 Prozent) haben Übergewicht. Zwar haben sich diese Zahlen seit 1998 kaum verändert, sind sogar leicht gesunken. Doch dafür gibt es heute sehr viel mehr, vor allem jüngere Menschen mit extremem Übergewicht bzw. Fettleibigkeit (Adipositas). Etwa jeder vierte Deutsche ist davon betroffen, hat einen Body-Mass-Index (BMI) von über 30. Eine Entwicklung mit fatalen Folgen.

■ Denn Übergewicht bildet zusammen mit erhöhtem Blutdruck, veränderten Blutfettwerten und einer Insulinresistenz das „tödliche Quartett", wie das Metabolische Syndrom oft genannt wird. Und dieses wiederum steigert das Risiko für die „Zuckerkrankheit" Diabetes Typ 2 um ein Vielfaches.

■ Die Zahl der Betroffenen ist in den letzten 14 Jahren drastisch angestiegen, und zwar um knapp ein Drittel bei den Frauen (Anstieg: 31,5 Prozent) und um ein Viertel bei den Männern (Anstieg: 23 Prozent). Insgesamt leiden hierzulande rund 7,2 Prozent der Bevölkerung an Diabetes. Auch werden die Patienten immer jünger. Weil es jedoch im Schnitt sechs bis acht Jahre dauert, bis ein Diabetes erkannt wird, schätzen Experten die Dunkelziffer auf bis zu zwei Prozentpunkte höher ein, also auf bis zu 9,2 Prozent!

■ Rechtzeitig erkannt, kann man den Typ-2-Diabetes noch ohne Medikamente in den Griff kriegen: Und zwar nur durch eine Umstellung der Ernährung auf eine abwechslungsreiche Mischkost und vor allem mehr Bewegung! „Eine Stunde Spazierengehen pro Tag kann Diabetes verhindern", sagt etwa der bekannte Diabetologe Prof. Ulrich A. Müller von der Universität Jena! Allgemeine Empfehlungen sprechen von drei- bis viermal pro Woche 30 bis 60 Minuten Bewegung. Und selbst wer schon Insulin spritzt, kann mit 30 Minuten Sport eine Brot- oder Kohlenhydrateinheit (BE/KE) einsparen oder mehr essen. Als ideal gilt eine Mischung aus 70 Prozent Ausdauersport, 20 Prozent Geschicklichkeitstraining und 10 Prozent Krafttraining. So schwindet das Übergewicht am schnellsten, vor allem das gefährliche, stoffwechselaktive Bauchfett. Die Zellen sprechen besser auf das körpereigene Insulin an, das den Blutzucker abbaut. Und auch die Blutfettwerte lassen sich durch mehr pflanzliche statt tierische Fette, Obst, Gemüse, Fisch und mageres Fleisch (= Mittelmeerkost) plus Bewegung normalisieren.

Herz-Kreislauf-Erkrankungen – die häufigste Todesursache

Koronare Herzerkrankungen (KHK) sind weltweit die häufigste Todesursache. Allein in Deutschland sterben jedes Jahr 160.000 Männer und 235.000 Frauen an den Folgen einer KHK, darunter 65.000 an Herzinfarkt. Seit 1995 ist diese Tendenz zum Glück leicht rückläufig, auch dank schnellerer Diagnosen, besserer Medikamente und Behandlungsmethoden.

Dafür holen Frauen die Männer langsam ein, deren Risiko für Herzinfarkte schon ab dem 45. Lebensjahr steigt, während Frauen meist etwa ab dem 60. Lebensjahr gehäuft davon betroffen sind.

Ein erhöhter Cholesterinspiegel und Blutdruck, Übergewicht und Bewegungsmangel, Nikotin und Dauerstress zählen zu den Hauptursachen für Herzinfarkte. Denn sie fördern die Arterienverkalkung, die häufig am Verschluss der Herzkranzgefäße schuld ist, die das Herz mit lebenswichtigem Sauerstoff versorgen. Umgekehrt kann man genau das durch eine Änderung des Lebensstils selbst zu einem Großteil verhindern. Laut der Nurses' Health-Studie können vier Lebensweisen das Risiko eines tödlichen Herzinfarktes um 92 Pro-

zent reduzieren: kein Nikotin, ein Body-Mass-Index unter 25, eine halbe Stunde Sport am Tag und mediterrane Kost, d.h. viel Obst, Gemüse, Nüsse, Vollkornprodukte, Hülsenfrüchte, Fisch und auch etwas Alkohol (Männer: 0,5 Liter Bier oder 0,25 l Wein pro Tag, Frauen die Hälfte).

Die WHO schätzt, dass man allein durch einen gesunden Lebensstil 80 Prozent der KHK insgesamt verhindern könnte. Der Rest geht auf die Konten Gene und Alter – Faktoren, auf die man bislang zumindest noch keinen Einfluss hat.

Nach neuesten Erkenntnissen kann eine entsprechend gesunde Ernährung sogar bei den Menschen vorbeugend wirken, die genetisch ein höheres Risiko für einen Herzinfarkt haben.

Angststörungen und Depressionen – psychische Erkrankungen nehmen zu

Wie ich in den vorangegangenen Seiten schon gezeigt habe, macht Geld allein nicht gesund und glücklich. In Bezug auf die Psyche scheint es sogar regelrecht krank zu machen. Laut WHO leiden Menschen aus den reichen Nationen der Welt wie Deutschland, USA und Japan häufiger unter psychischen Problemen wie Angststörungen und Depressionen als die in Entwicklungsländern. Jedes Jahr erkranken in Deutschland 4,4 Prozent der Männer und 13,5 Prozent der Frauen an einer Depression. 13 Prozent leiden an Angststörungen.

Die von Psychologen vermuteten Ursachen: Zu viele Freiheiten und Wahlmöglichkeiten. Das macht unsicher und fördert psychische Probleme. Dazu gibt es in den wohlhabenden Gesellschaften noch für die kleinsten Probleme Fachleute. So ist man weniger auf die Mithilfe von Nachbarn und Freunden angewiesen und nimmt diese entsprechend seltener in Anspruch. Auch der mit ertragreichen Jobs oft einhergehende Stress drosselt das Zeitkonto für Familie und Freunde. Der Verlust sozialer Kontakte und menschlicher Nähe ist die Folge. Dazu hinterlassen Leistungsdruck und Konkurrenz ihre Spuren. Statt eines Miteinanders setzen viele auf Abgrenzung und Egoismus. Innere Überzeugungen wie „Ich schaffe alles alleine", „Ich brauche niemanden" setzen sich in den Köpfen fest. In Lebenskrisen ist dann oft niemand mehr da, der einem helfen kann – außer ein Psychiater oder ein Psychotherapeut.

Tests der University of California in Berkley haben gezeigt, dass allein der Gedanke an Geld Menschen auf Distanz zu anderen gehen lässt und die Hilfsbereitschaft senkt. Das ließe sich auch im Alltag feststellen: So führen Fahrer teurerer Autos rücksichtsloser als die kleinerer und würden an Zebrastreifen seltener für Fußgänger halten.

Geißel Krebs – doch man kann vorbeugen!

Die biologische Ursache für die Entstehung der meisten Tumore sind allerdings zufällige Fehler bei der Zellteilung. Aber auch die Psyche ist nicht unwichtig, wenn es darum geht, mit der Erkrankung fertig zu werden. So können chronischer Stress oder andere belastende Ereignisse wie ein Todesfall, eine Scheidung oder der Jobverlust das Immunsystem schwächen und so indirekt die Entstehung und Heilung von Krebs beeinflussen. Die Zahlen der häufigsten Krebsarten für Deutschland: Prostatakrebs führt mit 63.400 Neuerkrankungen pro Jahr die Liste bei Männern an. Brustkrebs ist mit für 2012 geschätzten rund 74.000 Neuerkrankungen die häufigste und die am häufigsten zum Tode führende Krebsart bei der Frau. 150.000 Menschen erkranken jedes Jahr an Hautkrebs, davon aber nur vier Prozent am gefährlichen Schwarzen Hautkrebs (Malignes Melanom). Rund 30.000 Frauen und 35.000 Männer erkranken jedes Jahr an Darmkrebs. Mit dem Alter steigt das Krebsrisiko. Deshalb rechnen Experten in den kommenden Jahren mit einem Anstieg der Krebszahlen.

Doch ist die Diagnose Krebs heute längst kein Todesurteil mehr. Dank Früherkennung und moderner Methoden ist man seiner Heilung und damit der Lebensverlängerung einige Schritte näher gekommen. Aber auch das eigene Verhalten kann auf die

Entstehung und Genesung mitunter entscheidend Einfluss nehmen. Schätzungsweise zwei Drittel aller Krebsfälle wären vermeidbar, wenn man folgende Regeln beherzigen würde:

So reduziert man sein allgemeines Krebsrisiko, wenn man nicht raucht, wenig Alkohol trinkt, Übergewicht vermeidet, sich gesund ernährt und Sport treibt. Wer dreimal pro Woche eine halbe Stunde radelt und dabei leicht ins Schwitzen kommt, kann sein Brustkrebsrisiko um ein Drittel senken. 75 Prozent aller Krebsfälle in der Speiseröhre ließen sich durch einen Verzicht auf Tabak und durch moderaten Alkoholkonsum vermeiden! Und immerhin könnten dank einer ballaststoffreichen Ernährung mit viel Obst, Gemüse und Vollkorn deutschlandweit fast 14.000 Menschen weniger an Dickdarmkrebs erkranken. Auch Sonnenschutz ist wichtig und die Einhaltung von Sicherheitsmaßnahmen an Arbeitsplätzen, wo man krebserregenden Stoffen ausgesetzt ist.

Fazit: Zwar kann man den Ausbruch der Erkrankung nicht allein durch eine gesunde Lebensweise verhindern, wohl aber das Risiko dafür entscheidend senken und die Chancen auf Heilung erhöhen.

Was leistet die Anti-Aging Medizin?

Man kann also zweifellos viel tun, um die Entstehung von körperlichen und psychischen Krankheiten zu verhindern. Doch kann man auch selbst etwas dazu beitragen, den Alterungsprozess zu verlangsamen?

Der Wunsch und die Bemühungen, den Körper jung zu halten oder gar ewig zu leben, sind schon in der Antike belegt. Die griechische Mythologie ist voll von Geschichten rund um Unsterblichkeit und Jugend. Und auch im Alexanderroman – einer Abhandlung über das Leben und Wirken Alexander des Großen aus vorchristlicher Zeit – ist die Rede von einem „Wunderwasser", das dem, der es trinkt, Unsterblichkeit verleiht. Der Roman gilt als Vorlage für das berühmte Bild „Jungbrunnen" des Malers Lukas Cranach d. Ä. aus dem Jahre 1546 und zeigt, dass man auch im Mittelalter den Traum der ewigen Jugend weiterträumte.

Und auch der irische Schriftsteller Oscar Wilde erschuf 1890 in der Romanfigur Dorian Gray die Blaupause für diese uralte Sehnsucht: einen Menschen, der sein alterndes Ich auf eine Leinwand bannte, während er selbst jugendlich schön und makellos blieb.

Bis heute ist das Thema Anti-Aging in Wissenschaft und Medien, Literatur und Film präsent. Und je älter unsere Gesellschaft wird – und wir wissen, dass im Deutschland des Jahres 2050 die Hälfte der Bevölkerung älter als 50 sein wird – desto mehr sehnt sie sich nach Jugend und Gesundheit.

Dieser Stoff bekommt nun neue Nahrung. Denn Wissenschaftler haben vor kurzem herausgefunden, dass das Aussehen tatsächlich auf die Lebenserwartung schließen lässt. Ein anstrengendes, entbehrungs- und sorgenreiches Leben hinterlässt offensichtlich seine Spuren. Wer dagegen jünger aussieht, lebt auch länger, so das verblüffende Ergebnis einer Zwillingsstudie aus Dänemark. Doch nur, wenn man das auch ohne Schönheits-OPs schafft. Denn ein jugendliches Aussehen verdanken wir weitgehend einem gesunden und stressfreien Lebenswandel und nicht allein der Kosmetikindustrie oder gar den ästhetisch-plastischen Chirurgen.

Fazit: Die Lebensqualität hängt entscheidend von der Gesundheit und der persönlichen Zufriedenheit ab. Auf die Lebenszufriedenheit haben wiederum Gesundheit, Bildung und eine gewisse materielle Grundlage den größten Einfluss. Krankheiten können die Gesundheit gefährden. Jeder kann im Sinne der Anti-Aging-Medizin dazu beitragen, seine Gesundheit zu erhalten und damit länger glücklich und zufrieden zu leben.

3. Die Säulen der Gesundheit

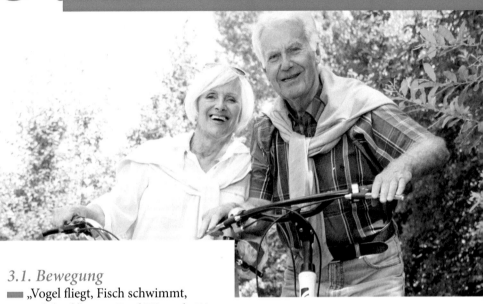

3.1. Bewegung

■ „Vogel fliegt, Fisch schwimmt, Mensch läuft", sagte Emil Zátopek. Die tschechische Läuferlegende hatte damit allerdings nur bedingt recht: Zwar ist der Mensch dafür gemacht, seine Beine zu benutzen, zu laufen, sich zu bewegen. Aber die Wissenschaft ist sich heute einig, dass normales bis zügiges Gehen genügt, um die Gesundheit zu erhalten und so ein höheres Lebensalter zu erreichen.

■ Doch wie steht es heutzutage mit unserem Bewegungspensum? In Deutschland, Europa und den westlichen Industrieländern eher schlecht. Denn hier muss die Bevölkerung ihr Essen weder jagen noch mühsam auf dem Feld ernten. Auch müssen wir unser Leben in der Regel nicht mehr durch Flucht vor Feinden oder wilden Tieren retten. Das hat Vor- und Nachteile. Der entscheidende Nachteil dieser Lebensweise: Wir laufen etwa ein Drittel weniger als unsere Vorfahren vor 100 Jahren, bewegen uns im Schnitt nur 20 Minuten am Tag und sitzen fünf Stunden vor dem Fernseher. Nur 13 Prozent der Deutschen sind mindestens viermal pro Woche eine halbe Stunde körperlich aktiv.

■ Eine extreme Verschlechterung gibt es bei Kindern: Spielten sie vor 30 Jahren noch viel und überwiegend im Freien, sitzen sie heute oft wie festgenagelt vor Computer, Smartphones oder Spielkonsolen. Daran ändert auch nichts, dass es hierzulande mehr als 91.000 Sportvereine gibt, sich Marathonläufe wachsender Beliebtheit erfreuen und über sechs Millionen Deutsche in einem Fitnessstudio trainieren. Was zählt ist die regelmäßige Bewegung im Alltag. Denn wer mindestens dreimal am Tag üppig speist, sich aber zu wenig bewegt, wird zwangsläufig dicker.

Gesundheitsinitiativen wie „3000 Schritte" oder „Deutschland bewegt sich" versuchen verzweifelt, den Trend zur Bequemlichkeit zu stoppen. So konnte etwa eine Studie des Zentrums für Gesundheit (ZfG) der Deutschen Sporthochschule Köln zeigen, dass bereits 3000 Schritte am Tag zusätzlich zur normalen Alltagsaktivität den Cholesterinspiegel deutlich senken können. Sowohl das Gesamtcholesterin als auch das für die Gefäßverkalkung verantwortliche LDL-Cholesterin konnten bei Probanden mit erhöhten Werten nach einer 15-wöchigen Testphase stark reduziert werden und damit auch das Risiko für eine Arteriosklerose. „Es kommt also nicht immer nur auf den Sport an, sondern auf die körperliche Aktivität allgemein", bestätigt Prof. Dr. Ingo Froböse, Leiter des ZfG und Initiator der Studie.

Eine brandaktuelle Studie aus den USA stützt diese Ergebnisse und zeigt, dass man schon mit etwas mehr Bewegung im Alltag deutlich an Lebenszeit gewinnen kann: Eine Langzeitstudie mit 650.000 Teilnehmern ergab, dass über 40-Jährige allein durch zehn Minuten zügiges Gehen pro Tag im Schnitt 1,8 Jahre länger leben als ohne diese Bewegungseinheit.

Bei 2,5 Stunden Bewegung pro Woche gewinnt man sogar 3,4 Jahre hinzu. Und wer es auf 7,5 Stunden bringt, könnte 4,5 Jahre länger leben!

Doch der Stress und die Schnelligkeit in unserem Leben beschneiden unser Zeitkonto. Parallel dazu wächst die Bequemlichkeit. Wer morgens um acht mit der Arbeit beginnen muss, hat wenig Lust, eine Stunde früher loszulaufen oder verschwitzt vom Fahrradfahren ins Büro zu kommen. Auto, Zug und Flugzeug machen Fortbewegung zu Fuß zum Luxus, den sich keiner mehr leisten kann oder möchte. Und wenn wir uns bewegen, dann häufig mit schlechtem Schuhwerk über harte Asphaltböden, die den Gelenken zu schaffen machen. Fehlstellungen der Füße, Schmerzen und Gelenkverschleiß (Arthrose) sind häufig die Folge. Und das hat auch Auswirkungen auf den weiteren Halteapparat: die Knie, die Hüfte und die Wirbelsäule.

Dabei ist unser Körper dafür gemacht, barfuß zu laufen. Der Beweis: Bei den Massai in Afrika oder den Ureinwohnern am Amazonas in Südamerika, die auch heute noch barfuß laufen, sind Rückenschmerzen, Gelenkarthrose oder Rheuma nahezu unbekannt. Der Grund: Durch den natürlichen Mittelfußgang wird die Belastung beim Barfußlaufen um das Siebenfache minimiert, weil sich die Kräfte von der Knochenkette auf die Muskelkette verlagern!

Bewegung fördert den Stoffwechsel

Doch selbst wenn wir sitzen oder schlafen, arbeiten die Organe in uns weiter, werden Krankheitskeime bekämpft, Zellen repariert, Hormone produziert und Nahrung verdaut. Wenn wir uns bewegen, läuft der gesamte Stoffwechsel noch schneller ab: Beim Sport atmen wir automatisch tiefer. So gelangt mehr Sauerstoff in den Körper. Durchblutung und Verdauung kommen auf Touren. Die Muskeln werden beansprucht und gestärkt. Dadurch steigt auch der Energieumsatz insgesamt, so dass wir selbst in Ruhe mehr Kalorien verbrauchen.

Bewegung hilft auch bei der Entsäuerung und erhält so das gesunde Gleichgewicht zwischen Säuren und Basen im Körper. Säuren entstehen nicht etwa durch saure Lebensmittel, sondern durch solche, die im Organismus bei ihrer Verstoffwechselung Säure produzieren. Dazu gehören Fleisch, Weizen, Reis, Käse, Fette, Zucker, Alkohol, Kaffee und Schokolade. Aber auch Lebensgewohnheiten wie Rauchen, Medikamenteneinnahme, zu wenig Flüssigkeit und Bewegung können den Körper übersäuern.

Der positive Effekt der Entsäuerung durch Bewegung stellt sich aber nur ein, wenn man im aeroben Bereich trainiert, das heißt: noch genug Sauerstoff zur Verfügung hat, um sich etwa beim Sport problemlos zu unterhalten.

Nicht zuletzt kommt die Lymphe durch Bewegung besser in Fluss. Und das ist wichtig: Denn die Flüssigkeit transportiert nicht nur „Giftstoffe" und „Abfälle", die beim Stoffwechsel anfallen, aus dem Gewebe ab, sondern filtert in den Lymphknoten auch Krankheitserreger heraus.

Dazu versorgt die Lymphe Zellen und Organe mit lebenswichtigen Nährstoffen. Sie zieht ihre Bahnen durch den ganzen Körper, bildet – ähnlich wie die Blutgefäße – eine Art Versorgungslinie. Durch häufige Untätigkeit beim Sitzen oder Liegen staut sich die Lymphe, meist an den Lymphknoten, die sich unter anderem am Hals, in den Achseln und in der Leiste befinden. Ödeme (Schwellungen) im Gewebe sind die Folge. Bewegung bringt sie dagegen in Gang. Entweder passiv, durch eine Lymphdrainage, oder aktiv, indem man Sport treibt und so den Muskeltonus und die Durchblutung verstärkt.

Nicht zuletzt kommt mit der Bewegung der Knochenstoffwechsel besser in Gang. Denn dabei werden die Muskeln beansprucht. Sie sind über Sehnen mit den Knochen verbunden und üben einen Zug auf sie aus. Durch diesen Reiz werden die Osteoblasten – die Zellen der Knochen, die den Aufbau ihrer Substanz organisieren – zur Arbeit angeregt. Infolgedessen nimmt die Knochenmasse zu.

Bewegung hält fit

■ Einen direkten, positiven Effekt hat Sport auf das Herz-Kreislauf-System. Vor allem Ausdauersportarten wie Radfahren, Joggen, Walken oder Schwimmen. Der Grund: Das Herz ist ein Muskel, der umso besser läuft, je öfter er über einen längeren Zeitraum moderat trainiert wird. Bei Sportlern wird daher zunächst das Herz größer, wiegt 500 statt 300 Gramm wie bei Nichtsportlern. Auch seine Schlagkraft steigt, sein Schlagvolumen erhöht sich auf das Doppelte: Bis zu 35 Liter Blut pro Minute pumpt der lebenswichtige Muskel mehr durch den Körper, als wenn man nichts tun würde. Mit der größeren Blutmenge verbessert sich automatisch die Sauerstoff- und Nährstoffaufnahme. Auch bei körperlicher Belastung kann mehr Sauerstoff abgerufen werden: maximal 2,4 Liter im Vergleich zu Untrainierten. Das kommt nicht zuletzt auch allen anderen Organen zugute. Und den Gefäßen. Sie werden durch regelmäßige Bewegung elastischer. Das Risiko für Gefäßverkalkung (Arteriosklerose) wird deutlich geringer. Das Blut kann insgesamt besser fließen. Sport ist für Herz und Blutgefäße wie Öl für einen Motor.

Sport stoppt Stress

■ Bewegung ist aber auch ein toller Stressburner! So hilft sie, Stresshormone besser abzubauen und deren Verhältnis in Balance zu halten. Der Hintergrund: Unter Stress schüttet der Körper Adrenalin und Cortisol aus. Die Hormone verleihen uns die Kraft, mit schwierigen Situationen besser fertig zu werden.

■ So regt Adrenalin die Durchblutung an und hemmt die Verdauung, steigert Herzfrequenz und Blutdruck und erweitert die Lungengefäße. Cortisol, das übrigens aus dem Blutfett Cholesterin gebildet wird, stellt Adrenalin aus dem Hormon Noradrenalin her, organisiert den Zuckerstoffwechsel und hilft so, Energiereserven schneller zu knacken. Außerdem blockiert es kurzfristig das Immunsystem – allesamt sinnvolle Funktionen, wenn es um die Bewältigung einer brenzligen Situation geht.

■ Das Problem: Chronischer Stress versetzt den Körper in eine permanente Alarmbereitschaft. Dadurch werden nicht nur Herz und Kreislauf stärker belastet, sondern der gesamte Organismus und die Psyche. Die an sich kluge Überlebensstrategie wird zur Gefahr für die Gesundheit. Unruhe, Erschöpfung und Kopf-, Magen- und Rückenschmerzen, Depressionen, Schlaf- und Verdauungsprobleme sowie ein schwaches Immunsystem können die Folge sein.

■ Bewegung dagegen hat einen beruhigenden, ausgleichenden Effekt, indem sie hilft, die beiden Hormone besser zu managen.

Sport macht schlau

■ Sport wirkt sich schon bei Kindern positiv auf die Denkleistung aus. Er trainiert die Anpassungsfähigkeit des Gehirns in einer entscheidenden Wachstums- und „Programmierungsphase". Kinder, die sich viel bewegen, sind deshalb meist heller, wacher und aufmerksamer als ihre faulen Freunde. Sie können leichter lernen und sich Inhalte besser merken.

■ Nun haben kanadische Forscher in einer Studie belegt, dass auch Erwachsene mittleren Alters ihre Gehirnleistung damit erhöhen und dem geistigen Verfall vorbeugen können. Ein Intervalltraining, zweimal pro Woche von insgesamt 150 Minuten würde genügen. Die Begründung: Durch den Sport verbessern sich die Durchblutung und damit die Sauerstoffversorgung des Gehirns. Dadurch könnten normale, altersbedingte, geistige Probleme verlangsamt oder gar gestoppt werden. Und die bei Herz-Kreislauf-Erkrankungen häufig auftretenden Durchblutungsstörungen im Gehirn könnten vermindert werden.

■ Nicht zuletzt regt regelmäßige Bewegung den Stoffwechsel im Gehirn an. Die Nervenzellen können sich dichter vernetzen und sind aktiver. Das heißt, sie tauschen Informationen untereinander schneller und effizienter aus.

Sport stärkt die Abwehr

■ Ein gesunder, erwachsener Mensch hat ein intaktes Immunsystem. Das heißt, sein Körper wird allein mit unerwünschten Eindringlingen fertig. Dafür sorgen vor allem die Immunglobuline (IgA) im Blut. Diese körpereigenen Eiweißantikörper schalten Keime auf Schleimhaut von Nase, Mund und Darm aus. Dazu greifen bestimmte weiße Blutkörperchen Zellen an, die mit Viren oder Krebs infiziert sind und vernichten sie.

■ Ebenfalls in der Abwehr aktiv sind Botenstoffe wie das TNF-alpha. Sie helfen, die T-Lymphozyten zu aktivieren, die wichtig sind, wenn der Körper gegen Viren ankämpft.

■ Dauerstress stört diese natürliche und kluge Abwehrkette. Indem Sport für Ausgleich sorgt und Stress abbauen hilft, stärkt er also auch das Immunsystem. Besonders offensichtlich ist dieser Zusammenhang beim Schwimmen am Abend. Dadurch stieg, Beobachtungen zufolge, die Konzentration der IgA im Blut höher an als bei anderen Sportarten und auch höher, als wenn man am Morgen trainierte. Und: Je größer die Anzahl der IgA, desto geringer war die Infektgefahr.

■ Auch Lauftraining hilft dem Immunsystem auf die Sprünge. Vor allem leichtes Ausdauertraining wappnet den Körper gegen Erkältungen und Bronchitis. Als ideal gilt 45 Minuten lockeres Joggen, drei- bis fünfmal pro Woche. Dieses Training stärkt das Immunsystem und reduziert die Häufigkeit und die Dauer von Atemwegsinfekten.

Doch Achtung: Zu intensives Training hat den gegenteiligen Effekt. So werden Profisportler und Marathonläufer häufiger krank als normal Aktive. Fitness ist also noch kein Garant für Gesundheit, weil intensives Dauertraining – zumindest teilweise – auf den Körper eine ähnliche Wirkung hat wie Stress.

Bewegung beugt Krankheiten vor

Wer rastet, der rostet, heißt es im Volksmund. Und an dieser Tatsache hat sich bis heute nichts geändert. Ohne ein Mindestmaß an Bewegung wird man über kurz oder lang krank, leidet unter Schmerzen. Umgekehrt kann man mit Bewegung vielen Erkrankungen vorbeugen oder deren Verlauf abmildern. Hier sollen nur die wichtigsten Beispiele genannt werden:

Herz-Kreislauf-Erkrankungen: Aktive Menschen erkranken seltener an Bluthochdruck und erleiden weniger häufig einen Herzinfarkt. Schon mit einer Stunde flottem Spazierengehen pro Woche kann man sein Risiko, eine Herz-Kreislauf-Erkrankung zu bekommen, praktisch halbieren. Die Weltgesundheitsorganisation (WHO) spricht davon, dass allein tägliches Treppensteigen statt Fahrstuhlfahren das Risiko minimieren könnte.

Auch wer schon hohen Blutdruck hat, profitiert: Mit drei bis fünf Sporteinheiten à 30 Minuten kann man den Blutdruck um etwa 5–10 mmHg senken und so auch die Menge der Medikamente.

Den besten Effekt erzielen Sportarten mit mäßiger Ausdauerbelastung wie Joggen, Wandern, Skilanglauf, Nordic Walking, Radfahren oder Schwimmen. Krafttraining dagegen ist nur geeignet, wenn man es beim Gewichtestemmen nicht übertreibt. Denn Pressatmung führt hier im Gegenteil oft zu gefährlichen Blutdruckspitzen. Schlecht geeignet sind deshalb auch Tennis, Rudern oder intensiver Ballsport. Wer über 45 ist und länger keinen Sport gemacht hat, sollte sich vorher beim Arzt durchchecken lassen!

Dazu könnten schätzungsweise neun von zehn Herzinfarkten durch mehr Bewegung verhindert werden. Aber auch nach dem Infarkt sollte man sich zügig wieder bewegen. Am besten schon nach zwei Tagen in einer speziellen Herzsportgruppe. Hier startet man langsam mit Gymnastik, Dehnübungen oder strampelt dosiert auf dem Ergometer. Auch Walken und Schwimmen sowie Entspannungsübungen stehen beim Herzsport auf dem Programm.

Diabetes: Sport hilft, Übergewicht abzubauen, senkt den Blutdruck, den Blutzucker und das Blutfett Cholesterin. Damit hilft er, gleich an allen vier

Stellschrauben zu drehen, die unter Medizinern „Metabolisches Syndrom" oder „tödliches Quartett" genannt werden und die Hauptrisikofaktoren für die Entstehung von Diabetes Typ 2 sind.

Laut einer dänischen Studie kann man sein Diabetes-Risiko mit weniger als einer Stunde Joggen oder schnellem Walken pro Woche um sieben Prozent senken, zweieinhalb Stunden pro Woche reduzieren das Risiko sogar um 52 Prozent.

Nicht nur Ausdauersport, auch Krafttraining kann das Diabetesrisiko deutlich senken: Schon weniger als eine Stunde pro Woche reduziert die Wahrscheinlichkeit, an der Stoffwechselstörung zu erkranken, um zwölf Prozent. Zweieinhalb Stunden pro Woche können das Risiko sogar um 34 Prozent verringern. Das hat ein internationales Forscherteam in einer Studie mit mehr als 32.000 Männern festgestellt. Verantwortlich für diesen positiven Effekt ist wahrscheinlich die damit einhergehende größere Muskelmasse.

Eine andere Studie stellte fest, dass sich bei Frauen mit einer höheren cardiorespiratorischen Fitness (CRF) das Risiko für Diabetes halbierte. Ein BMI von unter 22,5 kg/m^2 senkte das Diabetesrisiko gegenüber einem BMI von 32,5 kg/m^2 um das Sechsfache. Interessant: Übergewichtige, aber fitte Frauen bekamen seltener Diabetes als übergewichtige Frauen ohne Kondition. Vor allem die Kombination von einem guten CRF und einem normalen BMI senkte die Wahrscheinlichkeit, einen Diabetes Typ 2 zu entwickeln beträchtlich.

Gelenkarthrose: Die Entstehung von Arthrose und Rheuma kann man mit Sport zwar nicht verhindern, wohl aber kann die richtige Bewegung in den Phasen zwischen den Krankheitsschüben Verbesserungen bringen und Entzündungen eindämmen. Vor allem Folgeschäden wie Funktionseinschränkungen der Gelenke bei Rheuma kann man damit verhindern.

Alzheimer: Die bessere Durchblutung des Gehirns durch Sport wirkt sich auch auf die Entwicklung einer Demenz aus. Wissenschaftler haben herausgefunden, dass körperliche Fitness und eine gesunde Ernährung zugleich das Risiko, im Alter an Alzheimer zu erkranken, um 60 Prozent senkt.

Auch wenn Sport und Bewegung vor allem im Alter zwischen 40 und 50 den besten Schutz für die grauen Zellen bieten, so ist es doch auch später nicht zu spät, damit anzufangen. Denn selbst wenn bereits erste Symptome vorhanden sind, kann Sport den Verlauf der Krankheit bremsen. Dabei ist es egal, ob man schwimmt, wandert oder Krafttraining macht.

Wie sich dieser Vorzug von Bewegung konkret auf das Alzheimer-Risiko auswirkt, kann man noch nicht vollständig erklären. Fest steht nur, dass regelmäßige Bewegung vor der Plaquebildung im Gehirn ähnlich gut schützt wie Medikamente.

Asthma: Luftnot scheint Sport unmöglich zu machen. Doch das Gegenteil ist der Fall. Denn Sport erhöht die Fitness und dadurch die generelle Belastbarkeit. Das heißt, die Auslöseschwelle für Anstrengungsasthma kann dadurch erhöht werden. Dazu wird durch Sport Schleim besser aus den Lungen abtransportiert. Auch die Atmung wird dadurch automatisch tiefer. Als ideal gelten Ausdauersportarten wie Radfahren, Schwimmen, Laufen oder auch Tanzen. Aber auch Krafttraining verbessert die Körperhaltung und damit die Atemmuskulatur. Wichtig nur: langsam mit dem Sport beginnen und ihn regelmäßig betreiben. So gewöhnt sich der Körper besser an die Anstrengung. Auch plötzliche Wechsel zwischen Ruhe und Belastung sind Gift für kranke Atemwege. Deshalb nach dem Aufwärmen das Tempo langsam steigern und am Ende wieder schrittweise drosseln. Besonders wichtig auch: Während der Belastung darf man nicht in den anaeroben Bereich kommen, beim Sport also nicht außer Atem geraten. Ideal ist das Training in der Gruppe mit anderen Betroffenen, z. B. in Lungensportgruppen.

Osteoporose: Bewegung ist auch für die Knochen wichtig und kann dem altersbedingten Knochenabbau entgegenwirken. Kalzium wird leichter in die Knochen eingelagert und erhöht so deren Stabilität.

Die Grundlagen dafür werden jedoch schon in der Kindheit gelegt. Um als Erwachsener Krankheiten wie Osteoporose, Gelenkverschleiß und Rückenschmerzen zu vermeiden, müssten Kinder ab fünf Jahren täglich eine Stunde Sport treiben. Ohne Training dagegen werden Knochen- und Muskelmasse abgebaut.

Aber auch den Knochen der Erwachsenen tut regelmäßige Bewegung noch gut. Gerade Frauen, von denen etwa ein Drittel nach den Wechseljahren unter Osteoporose leidet, sollten nicht resignieren, sondern regelmäßig Sport treiben. Dabei sind vor allem solche Sportarten gut, die den Knochen belasten, wie Joggen, Tennis oder Squash. Fahrradfahren und Schwimmen sind zur Vorbeugung eher weniger geeignet. Nicht zuletzt sind kräftige Muskeln wichtig, um das Gleichgewicht, die Koordination und die Beweglichkeit des Körpers zu erhalten und zu verbessern und damit den bei Osteoporose häufigen Stürzen vorzubeugen.

Krebs: Sogar bei der Vorbeugung eines Tumors kann Sport helfen. Studien haben gezeigt, dass man mit 90 Minuten täglicher Bewegung das Krebsrisiko um ein Drittel senken kann. Dafür genügt bereits flottes Spazierengehen und anstrengende Garten- und Hausarbeit. Wichtig ist nur, dass Körper und Muskulatur in

Bewegung sind. Noch positiver wirkt sich Sport übrigens bei Menschen aus, die bereits eine Krebserkrankung hatten. Studien besagen, dass bei Brustkrebspatientinnen, die Sport treiben, der Krebs seltener zurückkehrt.

Auch die Folgen einer Strahlen- oder Chemotherapie wie Übelkeit oder Müdigkeit kann man durch ein Plus an Bewegung lindern. Alles in allem schöpfen die Krebspatientinnen durch Sport mehr Zuversicht und fühlen sich auch körperlich wohler als diejenigen, die sich nicht bewegen. Dreimal pro Woche 30 bis 40 Minuten sind optimal. Wer dazu noch im Alltag mehr Bewegung durch Gehen, Treppensteigen oder Fahrradfahren einbaut, hat schon viel gewonnen.

Das rechte Maß finden

Sport und Bewegung sind also generell und im Besonderen gesund. Doch die Grenze zum Ungesunden verläuft dort, wo daraus Leistungsdenken wird. Denn wer es mit dem Sport übertreibt, kann durchaus das Gegenteil davon erreichen: krank werden und sogar früher sterben. Das besagt etwa die „Lebensenergietheorie". Demnach ist der Mensch nur mit einem bestimmten Energiekonto ausgestattet. Ist es verbraucht, stirbt man.

Zwei Beispiele: So starb etwa eine Frau erst mit 119 Jahren, obwohl sie 75 Jahre davon im Bett gelegen oder im Rollstuhl gesessen hatte. Und auch die Bienenkönigin, die sich bedienen lässt, lebt im Schnitt fünf Jahre. Ihre emsigen Arbeiterinnen dagegen nur drei bis sechs Monate.

Wie ein Auto, das viele Kilometer gefahren wurde, schneller kaputt geht als ein Wagen älteren Baujahrs, der meist in der Garage stand, genauso kann das Leben eines jungen Menschen, der zu schnell durchs Leben hastet, früher vorbei sein, als das eines älteren, der das rechte Maß aus Ruhe und Bewegung gefunden hatte.

Auch Sport ist genau genommen ein Energieräuber. Der Grund: Durch ihn laufen alle Stoffwechselprozesse auf Hochtouren. Bei einem Kalorienverbrauch von 3000 Kalorien pro Woche durch körperliche Aktivität hebt sich der gesundheitliche Effekt des Sports nicht nur wieder vollends auf. Das Risiko für Komplikationen mit Herz und Kreislauf steigt auch wieder an!

Doch von diesem Trainingsgrad sind die meisten Menschen ohnehin weit entfernt. Die Botschaft sollte daher sein: Im Alltag mehr bewegen und regelmäßig, aber mäßig Sport treiben. Das tut Körper und Seele gut!

Fazit: Bewegung ist eine wichtige Säule der Gesundheit. Fast alle Vorgänge im Körper werden durch sie positiv beeinflusst. Wer regelmäßig trainiert, es mit dem Sport aber nicht übertreibt, kann viele unserer Zivilisationskrankheiten vermeiden bzw. lindern und so wichtig Lebensjahre dazugewinnen.

3.2. Ernährung

▬ „Du bist, was du isst", sagte einmal der Philosoph Ludwig Feuerbach (1804–1872). Und auch die moderne Naturwissenschaft bestätigt: Die Nahrungsmittel, mit denen wir unseren Körper am Leben erhalten, ihre Qualität und die Art und Weise, wie wir sie zu uns nehmen, entscheiden mit, wie gut und wie lange wir gesund leben können. Bis zu 20 Lebensjahre könne man durch eine hochwertige, gesunde Ernährung gewinnen, meint der Altersforscher Prof. Michael Ristow aus Jena. Umgekehrt gehen durch schlechte Ernährung rund zehn Prozent der Lebensjahre verloren, hat ein schwedisches Ernährungsinstitut herausgefunden. Und auch die Deutsche Gesellschaft für Ernährung (DGE) schätzt, dass sogar zwei Drittel aller Todesfälle auf ernährungsbedingte Krankheiten zurückgehen!

▬ Essen ist also mehr noch als Bewegung ein zentraler Punkt des gesunden Älterwerdens. Doch gibt es tatsächlich eine Zauberformel, eine Liste an Lebensmitteln, die uns älter werden lässt? Nicht ganz. Die Beweisführung, wie gesund uns bestimmtes Essen tatsächlich macht, ist schwer. Doch laut Prof. Ristow ist nach dem heutigen Stand der Wissenschaft ein abwechslungsreicher Mix aus Obst, Gemüse, Fisch und wenig Fleisch die beste Art, sich gegen moderne Zivilisationskrankheiten zu wappnen. Denn diese Nahrungsmittel spenden alles, was der Körper zum Leben braucht.

▬ Doch auch die Frage, wie man sie verarbeitet und wann und unter welchen Umständen man sie isst, kann für einen optimalen Stoffwechsel, für eine gute Figur und einen ausgeglichenen Hormonhaushalt, kurz für unsere gesamte Gesundheit und unser Wohlbefinden von Bedeutung sein.

▬ Da die Wissenschaft im Laufe der Jahre weiter voranschreitet und sich alte Glaubenssätze als falsch herausstellen können, möchte ich in diesem Kapitel alle neuesten Erkenntnisse zu einer gesunden und dadurch lebensverlängernden Ernährungsweise darstellen.

Die Bausteine des Lebens

▬ Unser Körper funktioniert wie ein gigantisches Uhrwerk. Damit alle Zahnräder aber auch richtig ineinandergreifen, quasi der Zellstoffwechsel perfekt funktioniert, braucht man verschiedene Grundbausteine. Dazu gehören Eiweiße, Fette, Kohlenhydrate, Vitamine und Mineralstoffe. Nicht zuletzt spielen sekundäre Pflanzenstoffe eine nicht zu unterschätzende Rolle.

Eiweiß für die Muskeln

▬ Eiweiße, auch Proteine genannt, sind für unseren Körper lebenswichtig. Das zeigt nicht nur der Name, der sich aus dem griechischen Wort Proton (das „Wichtigste") ableitet. Proteine sind die Grundlage für die Bildung von Muskeln und Blut, aber auch von Hormonen und Enzymen. Dazu halten sie die Organfunktionen aufrecht und sind ein wichtiger Energielieferant, wenn andere Quellen wie zum Beispiel Fette und Kohlenhydrate fehlen. Das Problem: Unser Körper kann nur einen Teil der Aminosäuren selbst bilden, aus denen die Eiweiße bestehen. Andere, ebenfalls unentbehrliche, da lebenswichtige Aminosäuren kann er nur aus der Nahrung gewinnen. Deshalb, und weil der Körper kein Eiweiß speichern kann, gehört die tägliche Zufuhr von Proteinen zu einer gesunden und ausgewogenen Ernährung dazu.

Bei der Frage, welchen Eiweißquellen man den Vorzug geben sollte, werden oft vorschnell pflanzliche favorisiert. Das ist aber nicht unbedingt richtig. Sicher können auch Vegetarier ihren Bedarf an Eiweiß mühelos über rein pflanzliche Ernährung wie etwa Linsen, Getreide und Kartoffeln decken – Nahrungsmittel, die kaum oder gar keine ungünstigen Fette oder Purine enthalten. Doch haben auch tierische Eiweißquellen wie Milch, Milchprodukte, Eier, Fleisch und Fisch große Vorteile. So ähneln sie in ihrer Zusammensetzung eher als pflanzliche dem menschlichen Körpereiweiß und enthalten außerdem alle essenziellen Aminosäuren in einem besonders günstigen Verhältnis. Das heißt: Der Körper kann diese Eiweißbausteine sehr gut verwerten.

Fettreiche Fleischsorten, Wurst und Eier belasten andererseits auch den Stoffwechsel durch Salz, Purine, gesättigte Fettsäuren und Cholesterin – Stoffe, die im Übermaß verzehrt, maßgeblich für die Entstehung von Übergewicht, Fettstoffwechselstörungen, Arterienverkalkung, Herz-Kreislauf-Erkrankungen und Gicht mitverantwortlich sind.

Ernährungswissenschaftler empfehlen deshalb eine gute Mischung aus pflanzlichen und tierischen Eiweißen.

Ein Mehrbedarf entsteht während der Schwangerschaft und Stillzeit, im Krankheitsfall und bei Sport sowie körperlich anstrengender Arbeit. Auch Kinder haben in Bezug auf ihr Körpergewicht einen höheren Eiweißbedarf als Erwachsene. Denn ihr Organismus muss nicht nur alte, kaputte Zellen reparieren, sondern auch noch viele neue bilden.

Zwar ist unsere Ernährung generell eher zu eiweißlastig, doch in bestimmten Situationen kann es durchaus zu einem Mangel kommen. So etwa bei Diäten oder Fastenkuren. Für kranke Menschen sind sie deshalb regelrecht riskant. Denn nimmt man nicht genug Eiweiß auf, wirkt sich das negativ auf die Abwehrkräfte und die Leistungsfähigkeit aus. Dazu greift der Körper in Mangelzeiten die eigenen Reserven an und zieht Eiweiß aus lebenswichtigen Organen ab, darunter auch aus dem Herzmuskel oder dem Gehirn! Das verringert die körperliche und geistige Leistungsfähigkeit und kann zu Herzkrankheiten, Denk- und Konzentrationsschwächen führen.

Fett für den Zellstoffwechsel

■■■ Nahrungsfette sind nicht nur Geschmacksträger. Sie liefern auch jede Menge Energie und spielen im Zellstoffwechsel eine gewichtige Rolle. So binden sie die fettlöslichen Vitamine A, D und E und beugen damit vorzeitiger Hautalterung und Krankheiten vor.

■■■ Leider hat ein Gramm Fett auch 9,3 Kalorien im Gepäck und damit doppelt so viel wie Kohlenhydrate. Deshalb sollte man hier Maß halten und sich für die richtigen Fette entscheiden.

■■■ Besonders positiv auf unsere Blutgefäße wirken sich die mehrfach ungesättigten Fettsäuren wie Omega-3 und Omega-6 aus, die in fettem Seefisch und kalt gepressten Pflanzenölen aus Olive, Raps und Sonnenblumen stecken. Kuchen und Wurst und Pommes-frites enthalten dagegen oft einen hohen Anteil gesättigter Fettsäuren, die das Risiko für Arterienverkalkung in hohem Maße fördern und deshalb als für die Gesundheit schädlich eingestuft werden.

Sonderfall Cholesterin

■■■ Besonders Cholesterin genießt in der Bevölkerung einen schlechten Ruf. Dabei handelt es sich um ein lebenswichtiges Blutfett, das der Körper sogar größtenteils selbst herstellt. Es ist an der Bildung von Hormonen und Vitaminen, von Gallensäure, Nervengewebe und Zellwänden beteiligt. Man unterscheidet hier das „gute" HDL (High-Density-Lipoprotein) und das „böse" LDL (Low-Density-Lipoprotein). Ersteres beschützt die Blutgefäße vor schädlichen Gefäßablagerungen, Zweiteres schadet ihnen. Befinden sich beide Cholesterine in einem gesunden Gleichgewicht, droht keine Gefahr. Ein Gesamtcholesterin von mehr als 240 Milligramm pro Deziliter erhöht jedoch das Risiko für eine Arteriosklerose erheblich. Denn einen Überschuss an Cholesterin kann der Körper nicht schnell genug abbauen. Das Blutfett setzt sich daraufhin an den Gefäßwänden fest. Mit der Zeit entstehen Engstellen, welche die Arterien irgendwann ganz verschließen können. Dann drohen Herzinfarkt oder Schlaganfall.

■■■ Die gute Nachricht: Über die Ernährung kann man das gute Cholesterin stärken und bereits vorliegende Fettablagerungen wieder rückgängig machen, vorausgesetzt, die Gefäße sind noch nicht verkalkt.

■■■ Wenig Cholesterin haben Lebensmittel wie Obst, Gemüse, Fisch und mageres Fleisch. Viel Cholesterin bringen fettes Fleisch und Wurst, Käse und Milchprodukte mit sich. Auch Fertiggerichte enthalten oft ungünstige Fette und damit viel Cholesterin. Und nicht zuletzt kann auch ein harmloser Kartoffelchip cholesterinlastig sein, weil er in einem Bad aus gesättigten Fettsäuren frittiert wurde.

Kohlenhydrate für die Energie

▬ Nach Fett sind Kohlenhydrate die größten Energiespender. Sie liefern zwar nur halb so viel Power wie Fett, sind aber mit 4,1 Kalorien pro Gramm auch „schlanke" Sattmacher. Sie kommen in Form von Zucker, Stärke und Ballaststoffen in der Nahrung vor. Trotzdem bestehen alle Kohlenhydrate aus Zuckermolekülen. Je nachdem, wie viele von ihnen eine Kette bilden, handelt es sich um Einfach-, Zweifach- oder Mehrfachzucker. Im Verdauungstrakt werden alle Kohlenhydrate zu Glukose, also zu Traubenzucker abgebaut.

▬ Die Umwandlung von Stärke dauert länger als die von Industriezucker. Der geht quasi direkt ins Blut, wo er sofort das Hormon Insulin anlockt. Es wird in der Bauchspeicheldrüse gebildet und hilft dabei, die Zuckermoleküle in die Zellen zu schleusen. Der Blutzuckerspiegel steigt also rasant an, fällt aber umso schneller wieder ab. Die Folge: Hunger!

▬ Anders bei stärkehaltigen Kohlenhydraten und Ballaststoffen. Sie werden nur langsam verdaut. Dadurch gelangen die Zuckermoleküle erst nach und nach ins Blut. Die hohen Insulinspitzen bleiben aus.

Die Mehrfachzucker sorgen vielmehr für einen konstanten Blutzuckerspiegel und geben Heißhungerattacken keine Chance. Kartoffeln, Getreide, Brot, Reis, Nudeln, Mais und Hülsenfrüchte halten deshalb auch länger satt als Kuchen, Pudding oder Schokolade.

▬ Reich an Ballaststoffen – und damit unverdaulichen Nahrungsbestandteilen aus pflanzlicher Nahrung – sind Vollkorngetreide, Gemüse, Obst und Hülsenfrüchte. Sie spenden wie Stärke langanhaltende Energie, können aber nicht abgebaut werden. Ihre Aufgabe ist es vorrangig, das Volumen im Darm zu erhöhen und dadurch die Darmbewegung und den Stuhlgang zu fördern. Nebenbei reinigen sie auf ihrem Weg die Darmwand von Schadstoffen, die in der Nahrung enthalten sein können und verbessern so auch die Weitergabe von Nährstoffen aus der Nahrung ins Blut.

Vitamine für die Gesundheit

▬ Sie gehören zu den fürs bloße Auge unsichtbaren Bausteinen unserer Nahrung und sind dennoch für viele Prozesse und Körperfunktionen unverzichtbar. Man unterscheidet zwischen fettlöslichen und wasserlöslichen Vitaminen.

Vitamine C und E für den Zellschutz

▬ Das wasserlösliche Vitamin C und das fettlösliche E gelten als wirksame „Antioxidantien". Das sind Stoffe, die

unsere Zellen vor freien Sauerstoff-
molekülen schützen. Diese „freien
Radikale" entstehen ganz natürlich im
Zuge verschiedener Stoffwechselprozesse im Körper. Gleichzeitig binden
die Atome und Moleküle, aus denen
die Radiale bestehen, gerne an DNA,
Proteine und Fette an, wo sie nachweislich Schäden setzen können. Sie
werden deshalb für Alterungsprozesse,
Herz-Kreislauf-Erkrankungen und
Krebs mitverantwortlich gemacht werden. Ihre gute Seite: Die freien Radikale helfen beim Kampf gegen Krankheitserreger und sind deshalb für die
Immunabwehr durchaus wichtig.

Große Mengen antioxidativ wir-
kender Vitamine wie C und E können
die negativen Begleiterscheinungen
mildern, indem sie sich mit den Sauer-
stoffmolekülen verbinden und die
Oxidation körpereigener Moleküle
teilweise reduzieren.

Vitamin E beugt dazu Arteriosklerose vor und ist an der Bildung
von Muskeln und anderen Geweben
beteiligt. Gute Quellen sind Weizen-
keimöl und Sonnenblumenöl.

Vitamin C ist zusätzlich für die
Infektabwehr wichtig. Einen Mangel
haben vor allem ältere Menschen und
Raucher. Auch eine lange Lagerung
der Lebensmittel und zu starkes
Erhitzen kann den Vitamin C-Gehalt
reduzieren. Das meiste Vitamin C enthalten Erdbeeren, Kohl, Zitrusfrüchte,
Kartoffeln, Tomaten und Kiwis.

B-Vitamine für Nerven und Stoffwechsel

Die acht wasserlöslichen Vitamine,
die zu dieser Gruppe gehören, sind
am Kohlenhydrat-, Fett- und Eiweißstoffwechsel beteiligt und damit für
körpereigene Energiegewinnung und
unsere Gesundheit besonders wichtig.
Das Problem: Der Organismus kann
B-Vitamine – mit Ausnahme von
Vitamin B12 und in Maßen B3 – nicht
speichern. Was zu viel ist, wird über
den Urin ausgeschieden. Für ein gutes
Zusammenspiel der Körperfunktionen
ist der Mensch also auf eine permanente Zufuhr über die Nahrung angewiesen. Bei Gesunden funktioniert
das auch, denn B-Vitamine sind in
alltäglichen Lebensmitteln wie Getreide, Hefe, Milch, Hülsenfrüchten,
Kartoffeln, Gemüse und Fleisch ausreichend vorhanden.

Stoffwechsel- und Tumorkrank-
heiten und eine einseitige Ernährung,
können dagegen zu einem Mangel
führen. Und auch während der
Schwangerschaft und Stillzeit kann
es dazu kommen, wenn man den
Mehrbedarf nicht ausreichend deckt.
Ebenso durch übermäßigen Alkohol-
und Nikotinkonsum oder die Einnahme von Arzneimitteln.

Ein Vitamin B-Mangel wirkt sich
insbesondere auf Haut und Nerven,
aber auch auf Herz und Kreislauf, Magen und Darm aus.

Vitamin B1 (Thiamin) ist insbesondere für den Herzmuskel und das

Gehirn unentbehrlich. Dazu organisiert es die Reizweiterleitung im Nervensystem und ist an der Produktion wichtiger Botenstoffe wie der Neurotransmitter Acetylcholin und Serotonin sowie an der Blutbildung beteiligt. Das Vitamin hilft zudem bei der Herstellung von Magensäure und damit bei der Verdauung. Natürliche Quellen sind Milch, Mais, Erbsen, Vollkornweizen, Hefe und geschälter Reis.

Vitamin B2 (Riboflavin) ist das Coenzym der Flavinenzyme. Es ist an der Atmungskette jeder Körperzelle und damit an der Energiegewinnung beteiligt. Zugleich hat es antioxidative Eigenschaften und hilft beim Auf- und Abbau von roten Blutkörperchen sowie bei der Entgiftung durch die Leber. Gute Quellen sind Milch, Leber, Fleisch und Fisch, Grünkohl, gelbe Paprika und Getreide.

Vitamin B3 (Niacin) wirkt als Teil der Nicinsäure und der Coenzyme NAD (Nicotinamid-Adenin-Dinukleotid) und NAD-Phosphat (NADP) an der Energiegewinnung mit. NAD hilft, Kohlenhydrate, Fette, Proteine und Alkohol in Energie umzuwandeln. NADP wirkt am Aufbau von Fettsäuren und Cholesterol sowie an der Vervielfältigung und Reparatur der Erbinformation DNA mit. Lieferanten sind Fisch, Fleisch, Pilze und Eier, Erdnüsse, Weizenkleie und Hülsenfrüchte.

Vitamin B5 (Pantothensäure) unterstützt als Coenzym A den Stoffwechsel von Fetten, Proteinen und Kohlenhydraten im Körper. Das Vitamin bildet außerdem die wichtige Aminosäure Taurin sowie Glykoproteine und hilft dadurch mit, das Immunsystem zu stabilisieren. Vitamin B5 sorgt zudem für die Entgiftung, etwa von Arzneisubstanzen wie Sulfonamiden und erhält in Verbindung mit Vitamin C die Funktionen der Haut und Schleimhäute aufrecht. Das Vitamin kommt in fast allen Lebensmitteln vor. Ein Mangel ist deshalb äußerst selten.

Vitamin B 6 ist ebenfalls ein Coenzym, das an wichtigen Stoffwechselaktionen von Kohlenhydraten, Aminosäuren, Fetten und Botenstoffen beteiligt ist. Dazu beeinflusst es zusammen mit Vitamin B9 und B12 den Homocystein-Spiegel und trägt so zur Produktion von Vitamin B3 bei. Auch das Immunsystem ist auf die Mitarbeit dieses Vitamins angewiesen.

Es steckt in Kohl und Hefe, Paprikaschoten, Bananen und Weizenkeimen. Schuppige Haut, Rötungen und Entzündungen von Zunge und Zahnfleisch sowie eingerissene Mundwinkel können auf einen Mangel hindeuten. Der entsteht etwa dann, wenn man den Bedarf nicht über die Nahrung deckt oder Medikamente und Alkohol die Aufnahme des Vitamins erschweren.

Vitamin B7 (Biotin) ist als Bestandteil von Enzymen wichtig für den Stoffwechsel von Kohlenhydraten, Fett und Proteinen. Außerdem ist es an der

Übersetzung und Vervielfältigung des Erbguts beteiligt. Und schließlich gilt Biotin als das Vitamin für Haut und Haare.

Ein Mangel kann zu brüchigen Nägeln und Haaren und spröder, trockener Haut führen. Er droht vor allem bei Stoffwechselerkrankungen oder einer einseitigen Ernährung.

Gute Biotin-Lieferanten sind Sojabohnen, Blumenkohl, Pilze, Erdnüsse, Walnüsse und Innereien.

Vitamin B9 (Folsäure) spielt eine wichtige Rolle beim Zellaufbau. Zusammen mit Vitamin B6 und B12 senkt es den Homocysteinspiegel und kann so Zellschäden, Arteriosklerose, Bluthochdruck und Herz-Kreislauf-Erkrankungen vorbeugen. Es ist außerdem am Aufbau der roten Blutkörperchen (Erythrozyten), der Erbsubstanz und der Muskeln beteiligt. Folsäure wird für die Eisenverwertung benötigt und ist wichtig für das Nervensystem.

Zu einem Mangel kommt es nicht, wenn man regelmäßig Getreide, grünes Blattgemüse wie Kopf- und Feldsalat, Spinat, Rote Bete, Spargel, Eigelb, Nüsse, Weizenkleie und Obst isst. Auch in Fleisch und Fisch steckt genügend Folat.

Schwangere und Kinder, aber auch Raucher und Menschen mit Dünndarm- und Lebererkrankungen haben jedoch einen Mehrbedarf.

Vitamin B12 (Cobalamin) ist für den Stoffwechsel von Proteinen, Fetten und Kohlenhydraten nötig. Zusammen mit Vitamin B6 und Folsäure senkt es den Homocystein-Spiegel. Außerdem spielt Cobalamin eine Rolle bei der Energiegewinnung, der Zellteilung, der DNA-Synthese sowie im Nerven- und Herz-Kreislauf-System.

Da es speicherbar ist, kann man das Vitamin durch eine gute Ernährung im Körper anreichern. Es steckt ausschließlich in tierischen Produkten wie Fisch und Fleisch. Ein Mangel tritt deshalb meist nur bei streng veganer Ernährung oder Nikotin- und Alkoholmissbrauch auf und kann sich in Blutarmut und Nervenstörungen äußern.

Beta-Carotin und Vitamin A für die Augen

Die Hauptaufgabe des Provitamins Betacarotin ist der Erhalt der Zellen. Es kann aber nicht ausreichend gespeichert werden und muss deshalb täglich zugeführt werden. Gute Quellen sind alle gelben und grünen Gemüse wie Möhren, Paprika, Brokkoli und Zucchini.

Bei Bedarf wird Betacarotin vom Körper in Vitamin A umgewandelt. Vitamin A ist vor allem für die Sehkraft von Bedeutung, ebenso für Wachstum und Entwicklung der Zellen. Aber auch über die Ernährung kann man sein Vitamin A-Depot auffüllen, etwa durch Eier und Milchprodukte. Nachtblindheit und ein schwaches Immunsystem können auf einen Mangel hindeuten.

Vitamin D für die Knochen

Es gilt im Volksmund als das „Sonnenvitamin", weil der größte Teil davon nur unter Einfluss von UVB-Strahlen vom Körper selbst hergestellt werden kann. Um den Tagesbedarf an Vitamin D zu decken, müsste man sich 5 bis 25 Minuten pro Tag mit unbedecktem Gesicht, Händen und Teilen von Armen und Beinen in der Sonne aufhalten. Sonnenstudios helfen hier nicht weiter, da die Solarien genau das UVB-Licht herausfiltern. Im Gegensatz zu anderen Vitaminen wird Vitamin D nur zu einem sehr geringen Teil über Lebensmittel aufgenommen. Wissenschaftler haben in Deutschland einen Mangel bei älteren Menschen festgestellt, da diese nicht genug an die frische Luft kommen.

Auch im Winter, wenn die Tage kurz und das Sonnenlicht rar sind, schmelzen die Reserven schnell dahin. Das bleibt nicht ohne Folgen. Denn Vitamin D spielt für den Knochenstoffwechsel die entscheidende Rolle: Es reguliert den Calcium- und Phosphathaushalt im Körper und sichert damit den Einbau der Knochensubstanz. Gleiches gilt für die Zähne. Vitamin D steckt in Milchprodukten und verschiedenen Fischsorten, wie Sardinen und Heringen.

All diese Vitamine, außer das letztgenannte Vitamin D, gewinnt man besser aus gesunder Nahrung als über Vitaminpräparate. Denn zum einen besitzen natürliche Lebensmittel eine Vielzahl weiterer Stoffe, welche die Bioverfügbarkeit erhöhen. Zum anderen deckt die gesunde, abwechslungsreiche Mischkost laut Deutscher Gesellschaft für Ernährung hierzulande locker den täglichen Bedarf an diesen Grundbausteinen. Fünf Portionen Obst und Gemüse täglich werden als ausreichend empfohlen.

Ein Mehrbedarf entsteht jedoch durch Schwangerschaft und Stillzeit, Sport und Krankheit oder im Alter, wenn man wegen Appetitverlusts nicht mehr genug Obst und Gemüse isst. Aber auch Kinder und Jugendliche können einen Vitaminmangel haben, wenn sie sich zu einseitig ernähren, zu viel Süßes und Fettes und zu wenig Obst und Gemüse essen.

Der Vitaminbedarf von Erwachsenen

Vitamin	Empfehlungen der DGE	Enthalten in (z. B.)	Bemerkungen
Biotin	0,03–0,06 mg / Tag	165 g Sojabohnen oder 130 g Kalbsleber	
Folsäure	0,4 mg / Tag	600 g Erdbeeren oder 200 g Rosenkohl	
Niacin	Frauen: 13 mg / Tag Männer: 17 mg / Tag	400 g Champignons oder 250 g Lachs	US-Empfehlung: Höchstgrenze von 35 mg / Tag
Panthoten-säure	6 mg / Tag	100 g Leber oder 200 g Steinpilze	Geht beim Kochen ca. zur Hälfte verloren.
Vitamin A	Frauen: 0,8 mg / Tag Männer: 1 mg / Tag	200 g Spinat	
Vitamin B1	Frauen: 1 mg / Tag Männer: 1,2 mg / Tag	200 g Hühnerbrust oder 150 g Sojabohnen	Größere Mengen (bis zu 10 mg) vor allem bei älteren Menschen (ab 65) sinnvoll.
Vitamin B2	Frauen: 1,2 mg / Tag Männer: 1,4 mg / Tag	400 g Champignons oder 1 l Milch	Sehr lichtempfindlich! Milch in durchsichtigen Glasflaschen verliert in 3 Stunden 75% Vitamin B2.
Vitamin B6	Frauen: 1,2 mg / Tag Männer: 1,6 mg / Tag	200 g Lachs oder 50 g Weizenkeime	US-Empfehlung: Obere Grenze von 100 mg pro Tag.
Vitamin B12	0,003 mg / Tag	0,003 mg / Tag 100 g Seelachs oder 150 g Rinderfilet	
Vitamin C	100 mg / Tag	0,3 l Orangensaft oder 150 g Paprika	Keine Höchstgrenze. Als verwertbar gelten 20 mg pro kg Körpergewicht.
Vitamin D	Vitamin D 0,005 mg / Tag	100 g Thunfisch	
Vitamin E	Frauen: 12 mg / Tag Männer: 14 mg / Tag	1 EL Weizenkeimöl oder 2,5 EL Sonnenblumenöl	
Vitamin K	Frauen: 0,06 mg / Tag Männer: 0,07 mg / Tag	100 g Haferflocken oder 25 g Hähnchen	

Mineralstoffe für das innere Gleichgewicht

▬ Auch Mineralstoffe braucht der Körper, um Organe, Muskeln und Nerven am Laufen zu halten. Je nach der Menge ihres Vorkommens im Körper unterscheidet man Mengenelemente und Spurenelemente. Mengenelemente sind mit mindestens 50 Milligramm pro Kilogramm im Menschen vorhanden. Die Spurenelemente liegen darunter. Die Mengenelemente organisieren in Form von Ionen den Flüssigkeitsausgleich innerhalb und außerhalb der Zelle. Das schaffen sie, weil die Ionen in den verschiedenen Räumen unterschiedlich geladen sind: in der Zelle als Kationen positiv, außerhalb der Zelle als Anionen negativ. Diese unterschiedliche Ladung führt zu einem „Saugeffekt" und damit zum osmotischen Flüssigkeitsaustausch. Er ist die Voraussetzung für die Weiterleitung der Reize und die Erregbarkeit der Zellen. Diese Mineralstoffe werden deshalb auch Elektrolyte genannt.

▬ Die Rolle der Spurenelemente ist bis auf wenige Ausnahmen noch nicht gänzlich geklärt. Doch ein Mangel kann die Gesundheit sehr wohl beeinträchtigen. Ebenso eine Überdosierung.

▬ Jeder Mineralstoff hat seine ihm eigenen Funktionen im Körper. Sie sind daher lebenswichtig! Doch der Körper kann die Mineralstoffe nicht selbst herstellen, Sie müssen ebenso wie Vitamine über die Nahrung zugeführt werden. Allerdings sind sie anders als diese weniger empfindlich, gehen nicht durch eine bestimmte Lagerung und Zubereitung kaputt. Allenfalls werden sie durch langes Kochen im Wasser aus dem Lebensmittel ausgewaschen. Trotzdem kann es, etwa bei Durchfall oder übermäßigem Schwitzen, zu einem Mangel kommen. Auch Stoffwechselerkrankungen und Medikamenteneinnahme, Alkohol und Nikotin können die Aufnahme der Mineralstoffe aus der Nahrung erschweren. Dies kann zu Befindlichkeitsstörungen oder Krankheiten führen. Aber auch Überdosierungen sind etwa bei Selen oder Kupfer gefährlich.

▬ Einige Mineralstoffe ergänzen und beeinflussen sich gegenseitig wie Natrium und Kalium oder Calcium und Magnesium. Andere brauchen Vitamine, um zu wirken, wie zum Beispiel Calcium und Vitamin D. Von den insgesamt 20 Mineralstoffen, die es im Körper gibt, werde ich an dieser Stelle aber nur die zehn wichtigsten näher vorstellen.

Natrium für den Wasserhaushalt

▬ Das Salz ist ein Mengenelement. Es reguliert im Körper den Gehalt und die Verteilung des Wassers und ist daher ungemein wichtig. Dazu schleust es Zucker und Aminosäuren in die Zellen und regelt die Erregbarkeit von Muskeln und Nerven. Natrium ist der natürliche Gegenspieler des Kaliums. Eine salzreiche und somit natriumreiche Ernährung verschiebt dieses sensible Gleichgewicht und wirkt sich negativ auf unzählige Stoffwechselvorgänge im Körper aus. Ein Mangel kommt dagegen so gut wie nie vor, da Natrium ein Hauptbestandteil von Kochsalz (Natriumchlorid) ist und als solcher in allen verarbeiteten Produkten, die mit Kochsalz gewürzt sind, vorkommt. Darunter Wurst, Käse und Milch, aber auch in Fleisch, Fisch und Gemüse sowie – mal mehr, mal weniger – in allen Mineralwässern.

Kalium für die Nerven

Auch dieser Mineralstoff ist für den Wasser- und Elektrolythaushalt des Körpers verantwortlich und sorgt zudem für die Ausleitung von Giftstoffen. Das Mengenelement Kalium ist Bestandteil fast aller Körperzellen und vor allem für gesunde Muskeln und Nerven unverzichtbar. Es ist an der Eiweißsynthese und der Energiegewinnung aus Kohlenhydraten beteiligt. Dazu hat Kalium eine blutdrucksenkende Wirkung und beeinflusst zusammen mit Calcium direkt die Pump-Funktion des Herzmuskels: Calcium steuert das Zusammenziehen des Herzmuskels, Kalium sorgt für dessen Erschlaffung. Ein Mangel wirkt sich entsprechend negativ auf die Schlagkraft des Herzens aus. Auch eine Muskelschwäche kann die Folge sein. Reiche Quellen dieses Mineralstoffs sind Hülsenfrüchte und rohes Gemüse.

Magnesium für die Muskeln

Der Mineralstoff entspannt die Nerven- und Muskelreize im Körper, ist aber auch am Knochenaufbau und dem Zellstoffwechsel beteiligt. Dazu unterstützt das Mengenelement die Arbeit von rund 300 Enzymen und hilft bei der Verbrennung von Kohlenhydraten und Fetten mit. Außerdem ist es für den Aufbau von Eiweiß und Nukleinsäuren bedeutsam, welche Träger der Erbanlangen sind. Nicht zuletzt stärkt Magnesium die Abwehrkräfte und hemmt die Blutgerinnung. Einige Salze des Mineralstoffs binden überschüssige Magensäure und beugen Sodbrennen vor. Magnesium hält auch die Stresshormone Adrenalin und Noradrenalin in Schach und wirkt so auch vorbeugend gegen Stress.

Bei einem Mangel leiden Nerven und Muskeln. So kann es zu Konzentrationsstörungen und Bluthochdruck, Wadenkrämpfen und Herzrhythmusstörungen kommen. Ein Mehrbedarf besteht bei häufigem Ausdauersport.

In der Nahrung finden wir Magnesium vor allem in grünem Gemüse, Vollkorngetreide und Nüssen, Bananen, Fleisch, Kartoffeln, Milch und Milchprodukten.

Calcium für die Knochen

Das Mengenelement Calcium ist ein echter Baustoff. Fast die gesamte

Menge von einem Kilo steckt in Knochen und Zähnen. Der Mineralstoff wirkt aber auch bereits an deren Aufbau mit und macht die Knochen und Zähne erst so richtig hart und widerstandsfähig. Aber auch für Abläufe in der Körperzelle wird Calcium gebraucht. So entscheidet der Mineralstoff darüber, welche Stoffe in die Zelle hinein-, und welche herausgelangen. Außerdem wirkt Calcium auf die Blutgerinnung und die Reizbarkeit der Nerven und Muskeln. Calcium ist nicht zuletzt für die Abwehr von Entzündungen von Bedeutung. Vitamin D ist für die Aufnahme von Calcium äußerst wichtig.

Phosphor für die Säuren-Basen-Balance

Dieses Mengenelement ist Bestandteil vieler wichtiger Moleküle, wie etwa der DNS und ist deshalb für die Weitergabe von Erbinformationen von Bedeutung. Dazu spielt Phosphor in Form der Phosphorsäure im Zellstoffwechsel eine wichtige Rolle: Es verwandelt, verwertet und speichert Energie durch seine Beteiligung am Auf- und Abbau von Adenosintriphosphat (ATP).

Seine bekannteste Funktion allerdings ist die Absicherung des pH-Wertes. Phosphor wirkt hier wie ein Puffer, hält Säuren und Basen im Gleichgewicht. Das meiste Phosphor aber befindet sich im Knochengewebe, das der Mineralstoff zusammen mit Calcium stützt. Ein Mangel kann daher weitreichende Folgen für die Gesundheit haben. Wichtig: Auch viel Calcium, Aluminium und Eisen können in Verbindung mit Phosphor schaden. Denn mit diesen Stoffen bildet das Element unlösliche Salze, die wiederum die Aufnahme von Phosphor erschweren. Der Bedarf an diesem Mineralstoff richtet sich deshalb auch nach der Calciumversorgung. Beide sollten in einem Verhältnis von 1:1 stehen. Vor allem tierische Produkte enthalten – mit Ausnahme von Milch – jedoch viel Phosphat. Eine pflanzliche Kost mit vielen Basenbildnern ist für die Säure-Basen-Balance deshalb wichtig.

Eisen fürs Blut

Das Spurenelement Eisen ist besonders wichtig für die Bildung roter Blutkörperchen und damit für die Sauerstoffversorgung des Körpers in Form des roten Blutfarbstoffs Hämoglobin. Dazu wirkt es über den Stoffwechsel der Atmungskette an der Energiegewinnung mit und hat Anteil an der Zellbildung sowie an der Herstellung von Botenstoffen und Hormonen wie etwa Dopamin und Adrenalin. Die tägliche Zufuhr von Eisen ist für die Gesundheit deshalb wichtig!

Doch selbst wenn man genug Eisen über die Nahrung aufnimmt, kann es sein, dass nicht genug davon zur Verfügung steht. Der Grund: Eisen hat eine schlechte Bioverfügbarkeit.

Bei Mischkost geht man von einer Verwertbarkeit von nur 10 Prozent durchschnittlich aus. Um den Tagesbedarf von einem Milligramm, bei Frauen im gebärfähigen Alter von 1,5 Milligramm zu decken, müsste man also die zehnfache Menge Eisen zuführen, also 10 bzw. 15 Milligramm. Damit gleicht man den täglichen Verlust an Eisen über Stuhl, Urin, Schweiß und Galle aus. Mehr ist nicht nötig. Allerdings blockieren auch andere Nährstoffe die Aufnahme des Eisens über die Schleimhautzellen des Darms. Dazu gehören zum Beispiel Calcium, Phosphat und Oxalsäure. Deshalb sollte man zu eisenreicher Kost wie Fleisch und Innereien, keine Produkte mit diesen Stoffen essen, wie etwa Milch und Milchprodukte, Sojabohnen oder Spinat. Denn diese Lebensmittel senken die Resorptionsrate besonders stark ab. Auch Kaffee und Tee können die Aufnahme wegen ihrer Tannine hemmen. Der Körper ist jedoch in der Lage, die Resorptionsrate je nach Bedarf auf bis zu 40 Prozent zu erhöhen oder auf fünf Prozent abzusenken.

Generell wird Eisen aus tierischen Nahrungsmitteln mit 20 Prozent besser resorbiert als aus pflanzlichen (bis maximal acht Prozent). Der Grund: Das Eisen aus tierischen Produkten ist leicht fettlöslich. Das Eisen aus pflanzlichen liegt dagegen in rein ionisierter Form vor, die schwer lösliche Verbindungen eingeht und damit vom Körper nicht aufgenommen werden kann. Vegetarier sollten daher auf entsprechend mehr eisenhaltige Kost achten. Als gute Lieferanten gelten Vollkornprodukte, Hülsenfrüchte und grünes Gemüse.

Wegen der Monatsblutung sind vor allem Frauen vor den Wechseljahren, Schwangere und Stillende von einem Eisenmangel betroffen. Zu den Symptomen zählen Hautblässe, Müdigkeit, Kopfschmerzen, manchmal auch Haarausfall. Dennoch sollte man den Bedarf an Eisen möglichst über die Nahrung decken. Denn ein leichter Eisenmangel gilt heute nicht mehr als bedenklich. Man schreibt ihm sogar eine leichte Schutzwirkung bei Infektionen oder während der Schwangerschaft zu. Eine Überdosierung dagegen steht im Zusammenhang mit Krankheiten wie Arteriosklerose und Krebs. Die Einnahme von Eisenpräparaten sollte vom Arzt kontrolliert werden.

Jod für die Schilddrüse

Der Mineralstoff ist ein Spurenelement, das für die Hormonproduktion der Schilddrüse und damit für eine Reihe von Stoffwechselvorgängen im Körper extrem wichtig ist. So hängen Zellteilung, Zelldifferenzierung und Gewebewachstum unmittelbar mit den Schilddrüsenhormonen Triiodthyronin (T3) und Tetraiodthyronin (Thyroxin) zusammen. Auch der Stoffwechsel von Eiweiß, Fett und Kohlenhydraten sowie der Grundumsatz werden indirekt durch Jod beeinflusst. Nicht zuletzt werden Körpertemperatur und Herzfrequenz durch die Schilddrüse reguliert, ebenso wie der Wasserhaushalt und das zentrale Nervensystem. Bei einem Mangel an Jod und Schilddrüsenhormonen kann es deshalb zu einer Unter- oder Überfunktion der Schilddrüse kommen. Diese äußert sich dann zum Beispiel in Symptomen wie Gewichtszunahme oder Gewichtsverlust, Schwitzen oder Frieren, Müdigkeit oder Herzrasen.

▪ Jodiertes Speisesalz ist ein guter Lieferant des Mineralstoffs. Weitere gute Jod-Quellen sind Seefisch und Lebertran, Meerestiere und Algen.

▪ Schwangere haben einen Mehrbedarf, der zur Sicherheit über die Zufuhr von Jod-Tabletten gedeckt werden sollte.

Selen für die Entgiftung

▪ Dieses Spurenelement ist ein potentes Antioxidans. Es kann sogar das Risiko von Herzinfarkt und Schlaganfall senken und vor einigen Krebserkrankungen schützen. Durch seine Fähigkeit, Schwermetalle zu binden und auszuscheiden, ist es maßgeblich an der Entgiftung des Körpers beteiligt und hält das Gewebe elastisch. Ein Mangel, der vor allem durch eine eiweißarme Ernährung entsteht, kann dagegen die Häufigkeit bakterieller Infektionen erhöhen, aber auch zu Unfruchtbarkeit, Leber-, Darm- und Lungenkrebs sowie zu Erkrankungen des Herzmuskels führen.

▪ Einen höheren Bedarf haben Schwangere und Stillende, Raucher und Menschen mit einer Immunschwäche. Dennoch sollte man Selen nicht wahllos in Tablettenform zuführen. Sonst kann es etwa zu Kopfschmerzen, Haarausfall und verstärkter Kariesbildung, Verdauungsproblemen oder Nervenstörungen kommen.

▪ Selen steckt in der Nahrung vor allem in Getreide, Gemüse, Milch, Eiern und Nüssen, in Fisch und Fleisch. Es wird nur vom Körper aufgenommen, wenn es an Eiweiß gebunden ist.

Zink für die Abwehr

▪ Obwohl unser Körper nur 2,5 Gramm des Spurenelements speichert, hat Zink eine Schlüsselrolle im Zucker-, Fett- und Eiweißstoffwechsel. Dazu ist es am Zellwachstum sowie am Aufbau von Hormonen und der Erbsubstanz beteiligt. Außerdem fängt es freie Radikale ab, hilft bei der Wundheilung und beim Abbau von Cholesterinablagerungen in den Gefäßen. Es hilft aber auch der Prostata und unterstützt die Spermienproduktion.

▪ Seine wohl bekannteste Funktion aber ist die Stabilisierung des Immunsystems. So stellt es körpereigene Abwehrzellen zur Verfügung, stoppt das Virenwachstum und ist deshalb nicht zu Unrecht für seine effektive Infektabwehr im Winter bekannt. Ein gutes Zinkkonto kann neueren Studien zufolge sogar die Leistungsfähigkeit steigern und schützt Kinder vor Atemwegserkrankungen.

Eine einseitige Ernährung oder Diäten können jedoch schnell zu einem Mangel führen. Auch durch Schweiß, Alkohol, Nikotin und Stress geht dem Körper Zink verloren. Und nicht zuletzt können Medikamente wie die Anti-Baby-Pille das Zinkdepot verkleinern.

Dann drohen häufige Erkältungen, Haarausfall und Allergien. Wunden heilen schlechter. Das muss nicht sein. Wer sich an diese Nahrungsmittel hält, ist immer gut mit Zink versorgt: Eigelb, Linsen, Sonnenblumen- und Kürbiskerne, Haferflocken, Rinderfilet, Leber, Käse und Weizenkleie. Austern liefern mit 160 Milligramm pro 100 Gramm mit Abstand das meiste Zink. Ab 200 Milligramm kann es zu einer Zinkvergiftung mit Übelkeit, Erbrechen und Durchfall kommen. Also nicht mehr als 100 Gramm pro Tag davon essen!

Sekundäre Pflanzenstoffe

Der Name suggeriert, dass diese Bestandteile pflanzlicher Kost nicht so wichtig wären. Doch genau das Gegenteil ist der Fall. Zwar sind noch längst nicht alle dieser sekundären Pflanzenstoffe erforscht, aber schon heute steht fest, dass sie im tierischen und menschlichen Organismus wichtige Schutzfunktionen übernehmen und mehr als gedacht in Stoffwechselprozesse eingreifen. Die ungefähr 5000 bis 10.000 Stoffe, die in unserer Nahrung vorkommen, stecken in Obst, Gemüse, Vollkornprodukten und Nüssen, Kartoffeln und Hülsenfrüchten und in fermentiertem Gemüse wie z. B. Sauerkraut.

Ihre Hauptaufgabe aber ist es, den pflanzlichen Lebensmitteln Farbe zu verleihen und sie durch Abwehrstoffe vor Feinden zu schützen. Außerdem regulieren sie das Pflanzenwachstum. Den Menschen schützen sie möglicherweise vor verschiedenen Tumorarten und haben positive Effekte auf die Blutgefäße, wie eine Erweiterung derselben und eine Absenkung des Blutdrucks. Auch können sie Entzündungen und Bakterien hemmen. Neuere Studien bestätigen, dass sekundäre Pflanzenstoffe das Risiko für die Entstehung von verschiedenen Krankheiten senken können (siehe Tabelle). Empfehlungen für die Zufuhr der einzelnen sekundären Pflanzenstoffe gibt es von der Deutschen Gesellschaft für Ernährung (DGE) deshalb noch nicht. Man geht jedoch davon aus, dass es besser ist, diese Stoffe nicht isoliert aufzunehmen, sondern in Verbindung mit den jeweiligen Lebensmitteln, denen sie entstammen.

Der Bedarf von sekundären Pflanzenstoffen bei Erwachsenen

Sekundäre Pflanzenstoffe	z.B. enthalten in ...	Mögliche Beutung für die Pflanze	Gesundheitseffekte für den Menschen
Flavonoide	... Äpfeln, Birnen, Trauben, Kirschen, Pflaumen, Beerenobst, Zwiebeln, Grünkohl, Auberginen, Soja, schwarzem und grünem Tee u.v.m.	Farbstoffe (rot, hellgelb, blau, violett)	- senken das Risiko für bestimmte Krebserkrankungen - senken das Risiko für Herz-Kreislauf-Krankheiten - antioxidativ - antithrombotisch - blutdrucksenkend - entzündungshemmend - beeinflussen das Immunsystem - antibiotisch - neurologische Wirkungen (pos. Einfluss auf kognitive Fähigkeiten)
Phenolsäuren	... Kaffee, Tee, Vollkornprodukten, Weißwein und Nüssen	Abwehrstoffe gegen Fraßfeinde	- senken das Risiko für bestimmte Krebserkrankungen - antioxidativ
Carotinoide	... Karotten, Tomaten, Paprika, grünem Gemüse (Spinat, Grünkohl), Grapefruit, Aprikosen, Melonen und Kürbis	Farbstoff (gelb, orange, rot)	- senken das Risiko für bestimmte Krebserkrankungen - senken das Risiko für Herz-Kreislauf-Krankheiten - antioxidativ - beeinflussen das Immunsystem - senken das Risiko für altersbedingte Augenerkrankungen - entzündungshemmend

Sekundäre Pflanzenstoffe	z. B. enthalten in ...	Mögliche Beutung für die Pflanze	Gesundheitseffekte für den Menschen
Phytoöstrogene	... Getreide und Hülsenfrüchten (z. B. Sojabohnen) und Leinsamen	Pflanzenhormone, die ähnlich wie das weibliche Sexual-hormon Östrogen aufgebaut sind	- senken das Risiko für bestimmte Krebs-erkrankungen - antioxidativ - beeinflussen das Im-munsystem - protektive Wirkung auf Knochenstoffwechsel
Glucosinolate	... allen Kohlarten, Rettich, Radieschen, Kresse und Senf	Abwehrstoffe gegen Fraßfeinde oder Pathogene	- senken das Risiko für bestimmte Krebs-erkrankungen - beeinflussen das Immunsystem - antibiotisch - antioxidativ
Sulfide	... Zwiebeln, Lauch, Knoblauch und Schnittlauch	Duft- und Aroma-stoffe	- senken das Risiko für bestimmte Krebs-erkrankungen - antibiotisch - antioxidativ - antithrombotisch - blutdrucksenkend - cholesterolsenkend
Monoterpene	... Minze, Zitronen und Kümmel	Duft- und Aroma-stoffe	- cholesterolsenkend - antikanzerogen (sen-ken das Krebsrisiko im Tierversuch)
Saponine	... Hülsenfrüchten, Soja, Spargel, Hafer und Lakritze	Bitterstoffe (in wässriger Lösung: schaumbildende Wirkung)	- antikanzerogen (senken das Risiko für bestimme Krebs-erkrankungen im Tierversuch) - antibiotisch und antifungal

Sekundäre Pflanzenstoffe	z. B. enthalten in ...	Mögliche Beutung für die Pflanze	Gesundheitseffekte für den Menschen
Phytosterine	... Nüssen und Pflanzensamen (Sonnenblumenkernen, Sesam, Soja) und Hülsenfrüchten	Membranbaustoff, Pflanzenhormone, die ähnlich wie Cholesterol aufgebaut sind	- cholesterolsenkend

Ernährungsbedingte Krankheiten

Obwohl unsere Nahrung alle Bausteine des Lebens enthält, gibt es zahlreiche Erkrankungen, die auf einen falschen oder übermäßigen Gebrauch von Lebensmitteln zurückzuführen sind. Angefangen von Neurodermitis und Parodontose, Gallenleiden und Erkrankungen des Magen-Darm-Traktes über rheumatische Erkrankungen, Diabetes und Gicht bis hin zu potenziell lebensbedrohlichen Gesundheitsproblemen wie Arteriosklerose, Thrombosen, Herzinfarkt, Schlaganfall und Krebs.

Nahrung scheint eine mitunter todbringende Waffe zu sein, wenn man sie falsch einsetzt. Die Anzahl der Todesfälle durch Herz-Kreislauf-Erkrankungen und ebenso die Häufigkeit ernährungsbedingter Krebsarten nehmen weiter zu. Wie bereits eingangs erwähnt, schätzt die DGE, dass zwei Drittel aller Todesfälle auf ernährungsbedingte Erkrankungen zurückgehen.

Ganz am Anfang dieser Krankheitskette stehen oft Übergewicht und Mangelerscheinungen an Vitaminen und Mineralstoffen durch zu viel fette, süße und einseitige Ernährung. Schon jetzt haben 15 Prozent aller Kinder Übergewicht. 6,3 Prozent sind sogar fettleibig (adipös). Und auch bei den Erwachsenen sieht es nicht besser aus: Jeder zweite Erwachsene in Deutschland ist übergewichtig – 60 Prozent der Männer und 43 Prozent der Frauen. 16,1 Prozent der Männer und 15,6 Prozent der Frauen sind stark übergewichtig (adipös). Essstörungen wie Magersucht schlagen dagegen nur mit ein Prozent zu Buche, Bulimie (Ess-Brech-Sucht) mit vier Prozent. Insgesamt kosten ernährungsbedingte Krankheiten 70 Milliarden Euro pro Jahr. Das sind 30 Prozent aller Gesundheitskosten in Deutschland!

Bildungsniveau und Gene entscheiden

Laut Nationaler Verzehrstudie der Bundesregierung gibt es einen deutlichen Zusammenhang zwischen

Übergewicht bzw. Adipositas und Bildung: Je höher der Schulabschluss, desto geringer ist das Risiko für Übergewicht. Umgekehrt steigt der Anteil an Normalgewichtigen beispielsweise von 24,7 Prozent bei Männern mit Hauptschulabschluss auf 44,4 Prozent bei Männern mit Hochschulreife. Bei Frauen ist der Unterschied noch offensichtlicher: Hier steigt der Anteil normalgewichtiger Frauen von 33,5 Prozent mit Hauptschulabschluss auf 66 Prozent mit Hochschulreife.

Trotzdem gibt es neben der Bildung noch weitere Faktoren, die für Übergewicht und Adipositas eine Rolle spielen, wie etwa die Erziehung, das Beispiel der Eltern und eine genetische Veranlagung. Forscher schätzen, dass rund die Hälfte des Risikos für Übergewicht genetisch bedingt sind. So sind 14 Genregionen bekannt, die Hungergefühl und Stoffwechsel beeinflussen. Nun haben neue Studien 18 neue Gene entdeckt, die Einfluss auf das Gewicht haben sowie 13, die darüber entscheiden, ob sich das Fett am Bauch oder am Hintern ansammelt.

Das Ergebnis: Wer mehr als 38 solcher „Fettgene" hat, bringt fünf bis zehn Kilo mehr auf die Waage als diejenigen, die weniger als 22 dieser Gene in sich tragen. Bereits vor Jahren wurde das so genannte FTO-Gen entdeckt. Menschen mit diesem Gen waren im Durchschnitt drei Kilo schwerer als andere.

Die gute Nachricht: Selbst mit einer erblichen Neigung zu Übergewicht und Adipositas kann man durch eine Änderung des Lebensstils dem Schicksal Fettleibigkeit entgehen. Denn die Fehler, die man hier begeht, gelten immer noch als Hauptauslöser für Übergewicht. Wer regelmäßig Sport treibt und sich ausgewogen ernährt, wird mit Normalgewicht und guter Figur belohnt.

Die Qualität der Nahrung

Aber auch die Qualität der Nahrung entscheidet mit, wie hoch der Anteil der Nährstoffe darin ist und wie gesund wir durch die Lebensmittel sind bzw. bleiben können.

Bio-Kost galt lange als Garant für einen hohen Gehalt an Vitaminen und Nährstoffen, für artgerechte Tierhaltung und -Fütterung, pestizidfreien Anbau und guten Geschmack.

Doch eine aktuelle Übersichtsstudie aus den USA hat das perfekte Bio-Image unlängst ziemlich eingetrübt. Demnach wären biologisch hergestellte Lebensmittel nicht gesünder als herkömmlich produzierte. Zu diesem Ergebnis kamen die kalifornischen Forscher, nachdem sie alle dazu bisher veröffentlichten Daten von 223 Untersuchungen und 17 Studien gesichtet hatten. Weder der Vitamingehalt, noch die Fette und Eiweiße der Bio-Ware unterschieden sich wesentlich von denen herkömmlicher.

Eine Enttäuschung für alle Bio-Fans. Denn gerade Früchte und Gemüse wähnte man in dieser Hinsicht überlegener. Das Einzige, was man sicher sagen könne, so die Forscher, sei, dass Bio-Kost ein geringeres Risiko für Belastungen mit Pflanzenschutzmitteln aufweise. Der letzte Beweis, dass Bio nicht gesünder ist, ist damit aber noch nicht erbracht. Denn eine Langzeitstudie, welche die gesundheitlichen Folgen der jeweiligen Ernährungsweisen untersucht und miteinander vergleicht, war nicht Bestandteil der großen Vergleichsstudie. Und selbst wenn man es schaffen würde, zwei Gruppen mit zwei verschiedenen Ernährungsweisen länger zu beobachten, müssten sich die Teilnehmer doch auch in anderer Hinsicht gleich verhalten, etwa nicht Rauchen oder gleich viel Sport treiben. Den gesundheitlichen Nutzen von Lebensmitteln wissenschaftlich zu beweisen, ist damit praktisch unmöglich. Weniger Pestizide, nachhaltige Landwirtschaft, artgerechte Tierhaltung und ein nachweislich besserer Geschmack sprechen aber in jedem Fall für biologisch produzierte Lebensmittel!

Lagerung und Verarbeitung

■ Fest steht, dass die Qualität der Produkte auch einer falschen Lagerung und Verarbeitung zum Opfer fallen kann. Ebenso schaden ihr lange Transportwege, weil Gemüse und Früchte schnell nachreifen und deshalb im Herkunftsland oft unreif geerntet werden.

■ So enthält ein frisch geernteter, reifer Apfel noch rund 10 Milligramm (mg) Vitamin C pro 100 Gramm (g). Nach elf Wochen Lagerung bei 3° Celsius nur noch 5 mg. Und Spinat büßt schon nach dreitägiger Lagerung bei Zimmertemperatur 70 Prozent seiner Folsäure ein.

■ Auch durch Garmethoden wie Schmoren oder Kochen gehen dem Fleisch und Gemüse rund 35 bis 50 Prozent der Nährstoffe verloren. Insbesondere Vitamine reagieren sehr empfindlich auf Wasser, Hitze und Licht. Je mehr Wasser zum Schmoren oder Kochen verwendet wird, desto höher sind die Nährstoffverluste. Dämpfen, Dünsten und Druckgaren sind daher besser als Kochen, Braten und Schmoren. Auch kurze Garzeiten und geringe Temperaturen schonen die Nährstoffe.

Essen ohne Stress

■ Nicht zuletzt sind die Umgebung und die Umstände für eine gesunde Ernährung von Bedeutung. Denn der Körper reagiert äußerst sensibel auf Verschiebungen der Essenszeiten und ein stressiges Umfeld. Doch immer mehr Menschen hetzten sich beim Essen ab, lassen es wegen Termindruck ganz ausfallen oder greifen zu schnell verfügbarem, doch meist wenig nahrhaftem Fast Food. Dadurch geht dem

Körper Energie verloren, die er später durch hartnäckigen Heißhunger wieder einklagt. Ständige Knabberei oder Ess-Attacken am Abend, wenn der Stress endlich nachlässt, sind die Folge. Das hat nicht nur Auswirkungen auf das Gewicht, sondern löst im Körper auch diverse Stressreaktionen aus: So blockiert das Stresshormon Cortisol appetithemmende Botenstoffe, fördert Hungergefühle und kurbelt die Insulinproduktion an. Ein Teufelskreis! Denn bei einem hohen Insulin-Spiegel im Blut, verlangt der Körper nach schnell verfügbarem Zucker. Die Sucht nach Schokolade, Kuchen und anderen Leckereien ist dann kaum noch zu bremsen, was den Insulinspiegel weiter hoch hält. Unter Cortisol-Einfluss und hohem Insulinspiegel aber kann der Körper kein Fett verbrennen. Die Folge: Die Kalorien werden für schlechte Zeiten direkt in den Fettdepots gebunkert.

Diese Fettzellen sitzen häufig am Bauch. Bauchfett wiederum gilt als besonders stoffwechselaktiv und gefährlich für die Gesundheit. So kann es selbst Cortisol herstellen und ist ein wichtiger Risikofaktor für Diabetes, Herz-Kreislauf-Erkrankungen und Schlaganfall.

Langsam zu essen, in einer schönen, entspannten Atmosphäre, zu möglichst geregelten Zeiten, hat also viele Vorteile. Hinzu kommt, dass die Nahrung durch das häufigere Kauen besser zerkleinert wird. Denn dabei bildet sich mehr Speichel im Mund, der für die Verdauung wichtige Enzyme enthält. Die Nahrung wird quasi vorverdaut und dadurch bekömmlicher.

Wer langsamer isst, ist auch schneller satt. Denn Sättigungsgefühle stellen sich erst nach rund 20 Minuten ein. Wer seine Mahlzeit in nur fünf Minuten verschlingt, isst deshalb oft mehr, als er müsste und nimmt so überflüssige Kalorien auf. Dadurch steigt das Risiko für Übergewicht.

Durch geregelte Mahlzeiten stellt sich auch der Stuhlgang pünktlich ein, auch weil der Darm nicht durch Stresshormone gelähmt wird.

Nicht zuletzt wirkt sich Essen in Gesellschaft positiv aus. Denn ein gemeinsames Mahl ist trotz moderner Gewohnheiten immer noch ein verbindendes, soziales Ritual. Man isst so automatisch langsamer und entspannt eher. Auf diese Weise bereitet Essen nicht nur mehr Genuss, sondern kann auch für die Gesundheit rundum von Nutzen sein.

Fazit: Eine abwechslungsreiche, qualitativ hochwertige Mischkost kann Übergewicht und damit vielen ernährungsbedingten Krankheiten vorbeugen. Umgekehrt kann ungesunde Kost diese hervorrufen und damit Lebensqualität und Lebensjahre kosten. Zu einer gesunden Ernährung gehören aber auch die richtige Zubereitung und geregelte, stressfreie Mahlzeiten, möglichst in Gesellschaft anderer Menschen.

3.3. Entspannung

▬ Und so ist denn auch die Entspannung die dritte wichtige Säule der Gesundheit. Wie sich ein gesunder Herzmuskel rhythmisch zusammenzieht und wieder entspannt, braucht jeder Mensch nach Phasen der Anstrengung und Bewegung Ruhe und Ausgleich.

▬ Die natürlichste Art der Entspannung ist der Schlaf. Hier tankt der Organismus die nötige Kraft, um die nächsten Aufgaben bewältigen zu können. Aber auch das Nickerchen am Mittag oder ein Power-Napping am Schreibtisch oder im Zug wirken belebend auf Körper und Geist.

▬ Das Problem unserer Zeit: Stress und andere Sorgen stören zunehmend den Schlaf und nehmen so eine wichtige Quelle der Erholung weg. Etwa die Hälfte aller Deutschen leidet hin und wieder unter Schlafstörungen. Ganze 12 Millionen brauchen deshalb eine Behandlung. Neun Millionen Beschäftigte leiden unter Burnout. So viele wie noch nie!

▬ Diese negative Entwicklung hat unter anderem dazu geführt, dass die Wellness-Welle aus Amerika vor ungefähr 15 Jahren auch in Europa so erfolgreich eingeschlagen hat. Mittlerweile gibt es Tausende Hotels und Einrichtungen mit Wellness-Angeboten zum Abschalten. Bei Entspannungsmassagen, in wohligen Thermen- und Sauna-Landschaften, beim Water-Balancing oder bei einer Thalasso-Therapie versuchen jedes Jahr Millionen Deutsche, die Welt um sich herum für wenige Tage oder Wochen zu vergessen.

▬ Und auch im Alltag gelingt es vielen, durch Yoga, Atemtherapie oder Übungen der Progressiven Muskelentspannung dem Stress ein Schnippchen zu schlagen. Nachweislich haben auch Singen, Musizieren oder das Hören von Musik einen beruhigenden Effekt auf Körper und Seele, ebenso wie der Kontakt zu Tieren.

▬ Es gibt also viele Wege, sich zu entspannen. Wer seine Gesundheit erhalten und länger lebenswert leben möchte, sollte seinen eigenen Weg finden und gehen. Nur so kann man ein Gegengewicht zum allgegenwärtigen Stress schaffen und krankmachendem Dauerdruck rechtzeitig vorbeugen.

Jungbrunnen Schlaf

▬ Die Basis jeder Entspannung ist ein gesunder, möglichst ungestörter Schlaf. Jedoch ist dieser Zustand keine Frage des Willens, sondern biologisch vorgegeben. Denn analog zum Anbruch von Tag und Nacht schüttet der Körper Hormone aus, die den Schlaf-Wach-Rhythmus des Menschen steuern. So wird das Hormon Melatonin bei Dunkelheit produziert. Es macht müde, senkt die Körpertemperatur und setzt so den Energieverbrauch auf Sparflamme. Bei Tagesanbruch und Helligkeit schlägt dagegen

die Stunde des Wachhormons Serotonin. Und mit dessen Konzentration im
Blut steigt die „Betriebstemperatur"
wieder an. Die Leistungsfähigkeit
kommt zurück.

Normalerweise genügen Erwachsenen 7 bis 9 Stunden Schlaf am Tag,
Kindern 10 bis 12 Stunden, um die
leeren Batterien wieder aufzufüllen.
Dabei ist das Gehirn aktiv wie am Tag.
Es verarbeitet die immense Reiz- und
Informationsflut des Tages, ordnet und
speichert Wichtiges im Gedächtnis ab
und entsorgt unbrauchbaren „Datenmüll". Auch die körpereigene Abwehr
wird jetzt für den Kampf gegen Krankheitserreger fit gemacht: Immunmo-
leküle wie das Interleukin-1 und
der Tumornekrosefaktor (TNF)
werden aktiv und unterstützen das
Immunsystem bei seiner wichtigen
Abwehrarbeit. Wachstumshormone
reparieren und ersetzen kaputte Zellen.

Dazu wird die Atmung flacher
und ruhiger. Herzschlag und Puls
nehmen ab. Nicht zuletzt stoppt im
Schlaf die Produktion des Stresshormons Cortisol. Dadurch sinkt auch
die Spannung in der Muskulatur.
Sie erreicht in den Traumphasen des
Rapid-Eye-Movement – dem REM-
Schlaf – ihr Minimum.

All das ist wichtig, um zu überleben. Denn wie ein Motor, der
sich nach Tagen heißläuft, führt stän-
diges Wachsein zu vielen körperlichen
und geistigen Einbußen. So steigt
durch chronische Schlafstörungen die
Anfälligkeit für Infekte, Kopfschmerzen und Herzerkrankungen. Besonders aber leiden die Nerven unter der
fehlenden Entspannung. Betroffene
sind deshalb extrem reizbar, oft sogar
aggressiv, leiden unter Halluzinatio-
nen, Denkstörungen, Leistungseinbu-
ßen und Muskelzittern.

Störfaktor Stress

Doch Stress lässt viele Menschen
eben nicht zur Ruhe kommen und
schlägt dazu noch auf die Schlafqualität. Die wichtige Erholungsphase
in der Nacht wird damit gerade für
diejenigen kleiner, die sie am nötigsten
hätten. Kommt der Körper nicht zur
Ruhe, gelingt es immer schlechter,
diese täglichen, natürlichen Auszeiten
einzuhalten – ein Teufelskreis.

Stress ist für den Körper ein
Alarmzustand. Um ihm zu begegnen,
startet er in Bruchteilen von Sekunden
ein Notprogramm: Herzschlag und
Atemfrequenz nehmen zu. Die Durchblutung steigt, um auch die Muskeln
besser mit Sauerstoff und Energie
versorgen zu können.

Gesteuert wird diese biochemische
Kettenreaktion von einer Armada aus
Hormonen. Vor allem die Nebennie-
renrinde produziert die in dieser
Phase wichtigen Stresshormone Ad-
renalin, Noradrenalin und Cortisol.

Alles dient nur einem Ziel: einer
Bedrohung mit Kampf oder Flucht
begegnen zu können. Doch statt ge-

fährliche Tiger oder andere Feinde aus dem Feld zu schlagen, lösen heute randvolle Terminkalender Stress und Hektik aus. Sie machen das Leben immer schneller. Und auch Auto, Handy und Internet, die das Dasein eigentlich erleichtern sollten, erhöhen nur das Tempo von Mobilität, Erreichbarkeit und Informationsaustausch. Hinzu kommt, dass man tatsächlich heute in der gleichen Zeit mehr Informationen bewältigen und schneller auf E-Mails und Anrufe reagieren muss als noch vor 20 Jahren. Gleichzeitig werden die sozialen Bindungen lockerer. Lebenspartner, Jobs und Wohnorte sind heute seltener von Dauer.

Das führt dazu, dass sich viele selbst in der Freizeit wie Getriebene fühlen, gestresst sind. Da hetzt man nach der Arbeit zum Fitnessstudio, absolviert mit letzter Kraft noch einen Tanzkurs oder bucht Last Minute einen Kurz-Trip in die weite Welt. Das Gefühl, für nichts mehr wirklich Zeit zu haben, dominiert und macht intensive Erfahrungen zur Rarität. Echte Entspannung, bei der Körper und Seele baumeln können, ist inmitten dieser Überfrachtung der Reize kaum mehr möglich.

Aber auch wer es anderen immerzu recht machen will und nicht Nein sagen kann, läuft Gefahr, seine eigenen emotionalen Bedürfnisse dauerhaft zurückzustellen und schließlich in einer ernsten emotionalen Erschöpfung zu enden.

Dieser Dauerstress führt letztlich zu einem bleibenden Erregungszustand, der das kluge Verteidigungssystem des Körpers auf den Kopf stellt.

Massenphänomen Burnout

Und so wundert es nicht, dass immer mehr Menschen in den Industrienationen unter Stress-Symptomen und totaler Erschöpfung leiden. In Deutschland fühlen sich schätzungsweise neun Millionen Menschen „burn out" – ausgebrannt. Das kostet allein die Arbeitgeber rund 6,3 Milliarden Euro jährlich. Dazu noch einmal 3,3 Milliarden Euro für Produktionsausfälle. Für die Krankenkassen schlägt die Behandlung des Burnout mit 3 Milliarden Euro zu Buche. Im Schnitt entfallen auf die Diagnose Burnout 30,4 Krankheitstage pro Jahr. Kein Wunder: Denn laut aktuellem Stressreport Deutschland 2012 arbeitet jeder Zweite unter starkem Termin- und Leistungsdruck. Knapp 60 Prozent der 17.000 Befragten müssen außerdem verschiedene Aufgaben gleichzeitig verrichten („Multi-Tasking").

Unterbrechungen der Arbeit durch Telefon und Mails sind bei 44 Prozent an der Tagesordnung. Jeder Vierte lässt sogar seine Pause sausen wegen Überlastung oder unpassender Arbeitsabläufe. Ganze 64 Prozent der Beschäftigten arbeiten auch samstags, 38 Prozent an Sonn- und Feiertagen.

Alles in allem nicht nur ein volkswirtschaftlicher Schaden! Das Leben auf der Überholspur hat auch gesundheitliche Folgen. Jeder Zweite hat z. B. Rückenschmerzen, jeder Dritte klagt über Kopfschmerzen, jeder Vierte über Schlafstörungen und jeder Fünfte fühlt sich körperlich oder emotional erschöpft. Aber auch Magenschmerzen, hoher Blutdruck, Tinnitus (Störgeräusche im Ohr) und sogar Übergewicht gehören zu den körperlichen Begleiterscheinung chronischer Überforderung. Depressionen und Angststörungen zu den psychischen. Depressionen sind heute auch der häufigste Grund für eine Frühverrentung.

Doch nicht nur Erwerbstätige fühlen sich gestresst. Eine Studie der Techniker Krankenkasse offenbarte bereits 2009, dass sich 95 Prozent der Hausfrauen im Dauerstress fühlten. Vier von zehn klagten über körperliche und psychische Symptome wie Pulsrasen, Magendrücken und ständige Unruhe.

Besonders dramatisch ist die Lage bei berufstätigen Frauen. Sie stehen unter Druck, Familie und Beruf miteinander zu vereinbaren und kommen nicht selten auf mehr als 70 Arbeitsstunden pro Woche.

Fest steht: Die Lebensqualität leidet unter chronischem Stress, und auch das Leben selbst scheint wie im Zeitraffer dahinzuschmelzen. Stress lässt die Zellen nachweislich altern

und macht uns insgesamt kränker. Internet und mobile Telefone spielen dabei eine große Rolle. Da die Entwicklung dieser Technologien jedoch erst vor rund 20 Jahren über die Welt hereinbrach, gibt es noch keine Zahlen, die belegen könnten, dass dieser moderne Kommunikationsstress tatsächlich die Lebenszeit verkürzt. Aber es gibt viele Hinweise darauf, dass der gefühlte Zeitmangel und die permanente Erreichbarkeit das Potenzial dazu haben, vor allem dann, wenn die Gesundheit derart unter dem Highspeed-Tempo leidet.

Die kulturellen Schranken

Doch nicht nur die neue Kommunikationstechnologie, die Wirtschafts und Finanzkrise oder die Angst vor einem Jobverlust machen weniger Stress und mehr Entspannung fast unmöglich. Auch der kulturelle Hintergrund in Deutschland und Europa spielt dabei eine Rolle. Dass es die Mittelmeerländer auf der Arbeit eher gemütlicher angehen lassen, scheint jedoch ein überkommenes Klischee zu sein. Laut einer Meinungsumfrage der Europäischen Agentur für Sicherheit und Gesundheitsschutz am Arbeitsplatz (EU-OSHA) von 2012 jedenfalls sind 79 Prozent der Führungskräfte der Auffassung, dass Stress in ihren Unternehmen ein Problem ist. Stress hätte sogar mittlerweile einen ebenso großen Stellenwert für die

Firmen wie Arbeitsunfälle. Und auch andere Beschäftigte der insgesamt 35.000 befragten Personen in 36 europäischen Ländern sehen Stress als eine der größten Herausforderungen dieses Jahrhunderts an.

Doch obwohl alle über zu viel Stress klagen, hat ein Lebensstil mit viel Freizeit und langen Pausen hierzulande immer noch ein schlechtes Image. Stress dagegen gilt geradezu als ein Indikator des beruflichen Erfolgs. Hinzu kommt die viel gelobte Gründlichkeit, gepaart mit Perfektionismus und Pünktlichkeit, die den Stresslevel weiter erhöhen. Erst Ende Januar 2013 belegten alarmierende Zahlen der Deutschen Rentenversicherung einen explodierenden Trend zur Frührente. So ging 2011 knapp die Hälfte der Arbeitnehmer vor dem 65. Geburtstag in Rente – trotz kräftiger Abschläge. Das sind sieben Prozent in sieben Jahren! Tendenz steigend. Gerade vor dem Hintergrund des demographischen Wandels ein großes Problem, das es zu lösen gilt.

Leerlauf für Leistung und Kreativität

Zeit zu haben, ist zum Luxus geworden. Dabei würde es den meisten gut tun, ab und zu in einem Leerlauf-Modus zu leben: einfach mal auf dem Sofa zu liegen und Löcher in die Wand zu starren oder trotz eines stressigen Tages eine Runde im Park spazieren zu gehen. Denn diese schönen, aber vermeintlich unnötigen Dinge des Lebens sind wichtige Ladestationen für die leeren Akkus der Seele.

Mehr Langsamkeit und Langeweile zwischendurch können aber noch mehr als nur beruhigen: Sie führen zu mehr Leistung und Kreativität! Denn beim Nichtstun ordnet unser Gehirn das Chaos im Kopf, sortiert Informationen und entsorgt Datenmüll. So entsteht wieder Platz für Neues und vor allem Kreatives.

Neurowissenschaftler wissen, wie wichtig mentale Ruhephasen, Schlaf oder sinnfreie Tagträumereien für die Schaltzentrale im Kopf sind. Dabei knüpft das Gehirn aus Milliarden Nervenzellen neue Netzwerke.

Die Müdigkeit, die manche im Laufe eines langen Tages immer wieder überfällt, mag verschiedene Ursachen haben. Es liegt aber auch nahe, dass sie Ausdruck einer Überfrachtung mit Informationen ist, die das Gehirn in regelmäßigen Abständen ordnen möchte und muss, aber aufgrund von Schlafstörungen und mangelnden Entspannungspausen nicht kann. Es droht ein seelisches wie körperliches Ungleichgewicht, das für unsere Gesundheit gefährlich werden kann.

Wege zur Work-Life-Balance

Doch das Arbeitspensum herunterzufahren, nicht auf alles sofort zu reagieren, ist nicht einfach, wenn die Mitmenschen um einen herum im Hamsterrad laufen. Wer es trotzdem wagt, fühlt sich sozial schnell abgehängt. Hinzu kommt, dass man sich selbst schon viel zu sehr an das Getriebensein gewöhnt hat, als dass man im Alltag die Zügel mal lockerer lassen könnte. Zeithaben zu genießen und nichts Zielführendes zu tun, fällt den meisten Menschen zunehmend schwerer, auch weil sie verlernt haben, auf ihre innere Stimme zu hören.

Die Bertelsmann-Stiftung und das Schweizer Institut Sciencetransfer fanden in einer Langzeitstudie heraus, dass die Zahl der Burnout-Fälle in Unternehmen abnimmt, wenn Vorgesetzte ihre Mitarbeiter bei der Vereinbarkeit von Job und Familie unterstützen, etwa durch flexible Dienstzeiten, Sport- und Entspannungsangebote, Tipps zur Arbeitsentlastung, Lob und einfaches Zuhören.

Das hat sich herumgesprochen. Immer mehr Arbeitgeber und Krankenkassen setzen auf Burnout-Prävention und „Work-Life-Balance", damit die Kosten für Krankschreibungen, Behandlungen und Produktionsausfälle nicht aus dem Ruder laufen. Nach jüngsten Aussagen des Gesundheitsministeriums soll der Etat der Krankenkassen für Prävention von derzeit zwei Euro pro Versicherten auf sechs angehoben werden. Von diesen sechs Euro sollen zwei der betrieblichen Gesundheitsförderung zugute kommen. Das heißt, hier sollen gezielt Firmen und Arbeitgeber unterstützt werden, die ihren Mitarbeitern Gesundheits- und Entspannungsangebote bieten.

Entspannen durch Musik

Darüber hinaus sollte jeder selbst versuchen, für genügend Entspannungsmomente im Alltag zu sorgen. Dabei muss man nicht bis zum Wochenende warten oder einen Wellness-Urlaub buchen.

Aus der Musiktherapie ist bekannt, dass aktives Musizieren Ärger und Spannungen abbaut und für gute Stimmung sorgt. Der Grund: Die Klänge umgehen den Verstand, sprechen direkt die Gefühlsebene an.

Tatsächlich lenkt die Konzentration auf das Spiel vom täglichen Gedankenkarussell der Sorgen ab, beruhigt, stoppt den Stress, löst Verkrampfungen und Ängste und senkt sogar den Blutdruck.

Dass dieser Effekt bereits beim Musikhören eintritt, haben kanadische Forscher vor einiger Zeit entdeckt, vor allem Lieblingsmusik wirkt sich positiv aus und kann sogar das Schmerzempfinden drosseln. Auch ruhige, melodiebetonte und rein instrumentale Musik wie das Rauschen der Blätter oder das Gurgeln einer Wasserquelle sind besser gegen Stress als wortreiche Lieder. Der Grund: Texte oder Wortfetzen, selbst in einer Fremdsprache, aktivieren die linke Gehirnhälfte für die Spracherkennung. Echte Entspannung wird so erschwert. Auch harte, disharmonische und laute Musik bewirkt oft das Gegenteil, macht die Hörer aggressiv und nervös. Nicht zuletzt stört Dauergedudel aus dem Radio, egal ob am Arbeitsplatz oder daheim. Die Geräuschkulisse ermüdet das Gehirn und schafft so zusätzlichen Stress.

Laut Wissenschaftlern ist es dennoch wichtig, dass die Musik zur Stimmung passt. Denn Klänge können Emotionen verstärken oder auslösen. Angenehme Empfindungen lassen sich so verlängern, und selbst unangenehmen Gefühlen wie Niedergeschlagenheit sollte man laut Experten am besten mit trauriger Musik begegnen. Die Begründung: Der Hörer erlebt es als beruhigend, wenn die Musik seine Stimmung widerspiegelt. Selbst in Phasen der Trauer gibt ihm die Musik das Gefühl verstanden zu werden. Das sorgt für Sicherheit und Entspannung.

Gesund durch Singen

Singen hat eine besonders beruhigende Wirkung auf Körper und Geist. Denn auch hier steht das Fühlen im Vordergrund. Dazu entsteht die Musik direkt im Menschen selbst. So kann man Gefühle, wie Trauer, Wut, aber auch Glück und Freude direkt ausdrücken. Das entlastet.

Zudem atmet man beim Singen automatisch tiefer in den Bauch. Dadurch gelangt mehr Sauerstoff ins Blut. Herz und Kreislauf werden gestärkt.

Wissenschaftler vom Institut für Musikpädagogik der Johann-Wolfgang-Goethe-Universität in Frankfurt am Main fanden heraus, dass sich beim Singen klassischer Musik sogar die Immunzellen stark vermehren. Diese Immunglobuline A sitzen in den Schleimhäuten und bekämpfen Krankheitserreger. Hörten die Studienteilnehmer die Musik dagegen nur vom Band, blieb die Anzahl der Antikörper unverändert.

Eine besonders wohltuende Wirkung haben einfach strukturierte Melodien wie Volkslieder, Wiegenlieder und Weihnachtslieder. Sie können jede nur denkbare Gefühlslage ausdrücken und senken so die Erregung, machen ruhig und müde oder schaffen eine gemütliche Atmosphäre, in der man sich aufgehoben und angenommen fühlt.

Das Singen im Chor oder in einer Gruppe kann sogar depressive Verstimmungen aufheben. Denn hier wirkt sich zusätzlich das Gemeinschaftserlebnis positiv auf die Stimmung aus. Schon nach 30 Minuten Singen produziert das Gehirn größere Mengen von Botenstoffen wie Beta-Endorphine, Serotonin und Noradrenalin. Gleichzeitig werden Stresshormone wie Cortisol abgebaut.

Die Macht der Meditation

▬ Musik kann aber auch ein gutes Beiwerk für meditative Übungen sein, zu denen auch das Autogene Training, die Progressive Muskelentspannung nach Jakobson, die Atemtherapie und Yoga gehören. Studien zufolge kann sie den Effekt dieser Entspannungsformen verdoppeln.

▬ Doch auch für sich genommen, hat Meditation einen nachweisbaren Anti-Stress-Effekt. Der Arzt und Stressforscher Professor Tobias Esch von der Hochschule Coburg fand in Untersuchungen heraus, dass beim Meditieren körpereigenes Morphium ins Blut gelangt. Es produziert Stickstoffstoffmonoxid, das vorhandene Stresshormone lahmlegt. Die Folge: Das Erregungsniveau sinkt, die Blutgefäße entspannen und weiten sich, der Blutdruck fällt ab. Besonders gut untersucht ist diese Wirkung bei der Relaxation-Response-Meditation. Diese Methode wurde 1975 vom Kardiologen Herbert Benson in den USA entwickelt. Der Vorteil gegenüber anderen Meditations- und Entspannungsübungen: Sie ist einfach und schnell zu erlernen und kommt ohne einen spirituellen Hintergrund aus.

▬ Eine ähnlich entspannende Wirkung lässt sich laut Tobias Esch bei regelmäßigem Ausdauersport beobachten. Auch hierbei werden im Hippocampus – dem Gedächtniszentrum des Gehirns – neue Nervenzellen gebildet, die für den beruhigenden Effekt mitverantwortlich sind. Demnach funktioniert der Stressabbau durch Sport und Meditation etwa gleich gut. Ideal ist es geradezu, wenn man beides miteinander kombinieren kann.

Streicheln gegen Stress

▬ Ein weiteres, ganz natürliches Mittel gegen Stress sind Berührungen. Wenn etwa Hände wie bei einer Entspannungsmassage über die Haut streichen stellt sich sofort ein Wohlgefühl ein. Der Puls wird ruhiger und der Stress nimmt ab. Das hat auch eine Studie am Cedars-Sinai Medical Center in Los Angeles vor drei Jahren festgestellt. Demnach genügt bereits eine sanfte Massage von 45 Minuten, und die Anzahl der Stresshormone im Blut sinkt. Dazu regt das Streicheln das Immunsystem an, was sich durch eine höhere Menge weißer Blutkörperchen nachweisen lässt. Die Begründung der Forscher: Die Haut enthalte als größtes Organ Tausende von Nervenenden, die Berührungen ans Gehirn melden. Hier werden dann Glückshormone ausgeschüttet, Stresshormone werden dagegen reduziert. Die Muskelspannung lässt nach. Diese zwar passive, aber positive Art der Entspannung führt wiederum zu einer Regeneration der Kräfte, zu neuer Frische und Vitalität.

▬ Aber auch Tiere zu streicheln, kann ein Weg sein, Stress zu senken. Wissenschaftler haben in Langzeitstudien herausgefunden, dass eine Streicheleinheit von acht Minuten bei Katze oder Hund genügen, um beim Menschen Puls und Blutdruck zu senken und das Immunsystem zu stärken. Darüber hinaus sorgen Glückshormone für gute Stimmung.

Der Grund: Tiere vermitteln Geborgenheit, Sicherheit und Orientierung und sind emotionale Ansprechpartner für die Bewältigung alltäglicher Probleme in Beruf in der Partnerschaft. Ärger und Stress verfliegen im Nu beim Anblick der tierischen Freunde. Denn durch sie erleben Menschen überwiegend positive Gefühle wie Freude, Entspannung und Entlastung. Besonders Lachen regt die Endorphin-Produktion im Gehirn an und senkt so vorhandenen Stress.

Auch deshalb werden Katzen und Hunde heute vielfach in der Tiergestützten Therapie bei Psychotherapeuten eingesetzt. Hier erzielen sie laut Experten ähnlich gute Ergebnisse in der Anti-Stress-Behandlung wie psychologische Entspannungsmethoden, Autogenes Training oder Progressive Muskelentspannung.

Entstressend wirkt aber nicht nur der direkte Kontakt. Auch das Betrachten von Tieren senkt die Stresshormone. Zierfische, die sich lautlos und fast schwebend im Aquarium tummeln, wirken geradezu wie eine Meditation. Ein zu hoher Herzschlag und Blutdruck können so gesenkt werden.

Fazit: Entspannen ist gerade in stressreichen Phasen wichtig. Es bedeutet nicht, gar nichts mehr zu machen, sondern seine eigenen Bedürfnisse mehr zu achten, Prioritäten zu setzen und das rechte Maß zwischen Beruf und Privatem zu finden. Ein guter Schlaf ist der beste Schutz gegen die Auswirkungen des Stresses. Aber auch Musizieren, Meditieren, Wellness-Massagen und der Umgang mit Tieren kann helfen, Stress zu stoppen und so kleine Ärgernisse und schwierige Situationen im Leben besser zu meistern.

4. Der ideale Lebenswandel — die 20 goldenen Longlife-Regeln

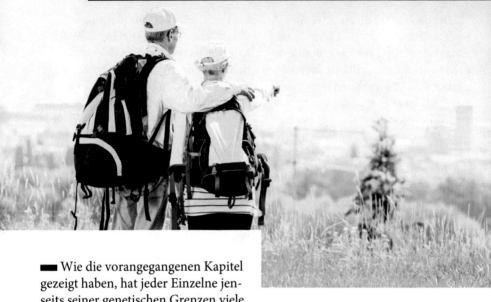

■ Wie die vorangegangenen Kapitel gezeigt haben, hat jeder Einzelne jenseits seiner genetischen Grenzen viele Möglichkeiten, selbst etwas zu einem langen und gesunden Leben beizutragen. Zwar gibt es kein einzig richtiges Allheilmittel für alle Menschen, dennoch möchte ich Ihnen ein Rezept zeigen, das die bestmöglichen Zutaten dafür enthält und dem aktuellen Stand der Forschung entspricht.

Das leibliche Wohl

■ Eine gute Figur hätte jeder gerne. Über den Gesundheitszustand sagt sie allerdings noch nichts aus. Es gibt dünne bis schlanke Gestalten, die beim kleinsten Berg aus der Puste kommen und Menschen mit leichtem Übergewicht, die fit sind wie ein Turnschuh. Deshalb ist es zunächst wichtig, etwas für seine Fitness und

sein körperliches Wohlbefinden zu tun. Die schlanke Linie kommt dann meist von selbst, sozusagen als positiver Nebeneffekt.

Regel 1: Bewegen Sie sich

■ Jedes Quäntchen Bewegung ist gut für den Körper. Auch Hausarbeit oder Treppensteigen zählen! Dreimal 30 Minuten pro Woche ist laut Weltgesundheitsorganisation (WHO) das Minimum an Bewegung. Doch es geht besser: Jeden Tag mindestens eine halbe Stunde spazieren gehen und zusätzlich dreimal pro Woche Sport treiben, bei dem der Puls auf Trab kommt. Dabei sollte man Kraft und Ausdauer gleichermaßen trainieren. Ideal ist ein Verhältnis von 1:2, also z. B. jeden Tag etwas für die Ausdauer zu tun, aber nur an jeden zweiten Tag mit Gewichtstemmen oder Gymnastik die Muskeln zu stärken.

▬ Ausdauer ist ein unentbehrliches Herz-Kreislauf-Training, das zudem die Verdauung und Atmung verbessert und die Muskeln moderat fordert. Krafttraining ist jedoch am effektivsten, wenn es darum geht, die Muskulatur aufzubauen und zu erhalten, die Gelenke zu stützen oder vor allem im Alter bei Schwindel und Kreislaufproblemen gangsicher zu bleiben. Auch verbrennen mehr Muskeln mehr Fett.

▬ Wie viele Kalorien man mit welchem Sport verbrauchen kann und wie die Gesundheit davon profitiert, erfahren Sie in dieser Tabelle:

▬ Für Sport und Bewegung ist es nie zu spät. Forscher fanden heraus, dass Männer, die erst mit 50 anfingen, sich körperlich zu betätigten und mindestens 10 Jahre bei diesem Lebensstil blieben, genauso fit waren wie Menschen, die schon länger sportlich unterwegs waren. Trotzdem gilt: Je früher, man anfängt, desto besser. Einmal mehr, weil man bereits ab einem Alter von 30 pro Lebensjahrzehnt fünf Prozent seiner Muskelmasse und 15 Prozent seiner Kondition verliert. Dazu lässt ab 45 die Leistung von Herz und Lunge deutlich nach.

Fitness-Check – positive Auswirkungen der wichtigsten Sportarten*

Sportarten	Kraft	Kondition	Muskeln	Gelenke	Kalorien*
Joggen	Mittel	Viel	Viel	Wenig	693/819 kcal
Wandern	Mittel	Viel	Mittel	Wenig	254/300 kcal
Radfahren	Mittel	Viel	Mittel	Viel	616/728 kcal
Schwimmen	Wenig	Viel	Viel	Viel	539/637 kcal
Skilanglauf	Mittel	Viel	Viel	Viel	616/728 kcal
Golf	Wenig	Wenig	Wenig	Wenig	319/319 kcal
Aerobic	Mittel	Viel	Viel	Viel	539/637 kcal
Handball	Mittel	Mittel	Mittel	Wenig	616/728 kcal
Tennis	Mittel	Viel	Mittel	Wenig	539/637 kcal
Pilates	Viel	Mittel	Mittel	Viel	231/273 kcal

Bezogen auf Frauen und Männer mit einem Gewicht von 70 Kilo während einer Stunde Training bei mittlerer Geschwindigkeit.

▬ Der Verfall lässt sich allerdings durch Bewegung aufhalten und in wertvolle Lebenszeit ummünzen. Selbst 100-Jährige können noch Muskeln aufbauen!

▬ Laut einer dänischen Vergleichsstudie konnten Aktive ihre Lebenserwartung im Vergleich zu Inaktiven verdoppeln. Und zwar Männer und Frauen zwischen 20 und 93 gleichermaßen. Bei nur zwei bis vier Stunden Sport und Bewegung pro Woche steigerte sich die Lebenserwartung um 30 Prozent (für Männer) und 40 Prozent (für Frauen) im Vergleich zu den körperlich Untätigen. Besonders positiv auf die Lebenslänge wirkt sich Laufen aus, vielleicht, weil der Mensch zum Laufen geboren ist. Studien zeigen, dass sich auch hier die Lebenserwartung innerhalb von 20 Jahren im Vergleich zu Nichtläufern verdoppeln lässt.

▬ *Motivations-Tipp: Werden Sie Mitglied im Fitness-Studio, einem Sportverein oder einer Sportgruppe. Denn ein monatlicher Geldbetrag und feste Termine bringen Sie unter einen positiven Zugzwang, der hilft, den inneren Schweinehund und die immer währende Trägheit auszutricksen. Dazu hat die Geselligkeit in der Gruppe einen zusätzlichen Spaß-Effekt. Und alles, was uns Spaß macht, machen wir gerne und freiwillig.*

Regel 2: Haben Sie Sex

▬ In jungen Jahren muss man diese Regel kaum jemandem extra ans Herz legen. Doch mit den Jahren lässt das Bedürfnis und auch die Fähigkeit zu körperlicher Liebe immer mehr nach. Bei Frauen, wenn die Kinder kommen oder spätestens ab Mitte 40, wenn die Wechseljahre anstehen und die Produktion der Geschlechtshormone Östrogen und Testosteron herunterfährt. Auch bei Männern hängt die Lust auf Sex meist vom Hormonspiegel ab. Kurz: wenig Testosteron, wenig Libido und umgekehrt.

▬ Doch auch wenn alle Hormone stimmen, kann man mit den Jahren die Lust auf den Partner verlieren. Vor allem, wenn die Beziehung schon lange währt, Streit und Alltagssorgen auf die Stimmung drücken, oder sich die Umstellung auf den zweiten Lebensabschnitt mental schwierig gestaltet.

▬ Sex aber trägt wesentlich zum körperlichen Wohlbefinden bei und hat wie Sport einen erwiesenen Longlife-Effekt auf Herz und Kreislauf. Kein Wunder, denn bis zum Höhepunkt schlägt das Herz so schnell wie bei einem strammen Spaziergang, kommt also der Puls auf Touren. Beim Orgasmus schließlich wird im Gehirn ein Feuerwerk der Botenstoffe entzündet, das uns glücklich und zufrieden macht und beruhigender auf die Sinne wirken kann als eine Schlaftablette. Sex bietet damit gesunde Anspannung und Entspannung in einem – das perfekte Gefäßtraining! Doch nicht nur das: Auch bei Berührungen, beim Streicheln oder einfach nur, wenn Haut auf Haut liegt, schüttet der Körper viele Hormone im Belohnungszentrum des Gehirns aus, die glücklich und gesund machen. Wissenschaftler haben herausgefunden: Männer, die zweimal pro Woche befriedigenden Sex haben, können ihr Sterberisiko um die Hälfte reduzieren im Vergleich zu denen, die nur einmal im Monat in diesen Genuss kamen.

Laut einer anderen Studie sank auch das Herz-Kreislauf-Risiko um die Hälfte. Dazu regen die beim Sex ausgeschütteten Botenstoffe wiederum die Testosteron-Produktion an. Ein „Lust"-Hormon, das übrigens auch Depressionen vorbeugt. Wer Sex hat, schafft sich also beste Bedingungen für erneute Lust, Gesundheit und Wohlbefinden.

Bei Frauen sorgt ein anderes Hormon für mehr Gesundheit: Oxytocin. Das „Kuschelhormon" wird beim Orgasmus, aber auch beim Stillen ausgeschüttet. Es soll das Brustkrebsrisiko um 40 Prozent reduzieren. Kinderlose Frauen können also durch ein befriedigendes Sexualleben ebenfalls diesen Schutzeffekt erreichen.

Aber Achtung: Ständig wechselnde Partner erzeugen Stress, der den positiven Effekt wieder zunichte macht!

Motivations-Tipp: Bleiben Sie in Übung. Denn Lust kann man tatsächlich verlernen. Wenn es an Spontanei-tät im Alltag mangelt, verabreden Sie sich mit Ihrem Partner zum Sex oder „üben" Sie allein. Nach dem Höhepunkt weiß man wieder, warum sich die Mühe lohnt!

Regel 3: Behalten Sie das Bauchfett im Blick

Ein wenig Übergewicht schadet nicht, sagen die Wissenschaftler. Ungünstig aber ist auf jeden Fall das Bauchfett. Es entfaltet eigene Stoffwechselaktivitäten, zum Beispiel hemmt es die Sensitivität der Zellen auf das Hormon Insulin oder begünstigt die Ablagerung von Cholesterin an den Gefäßwänden. Diabetes und Herz-Kreislauf-Erkrankungen bis hin zu Schlaganfall und Herzinfarkt drohen. Deshalb sollte man nicht nur auf die Kilos schielen, sondern auf den Anteil und die Verteilung des Fettgewebes im Körper. Der Taillenumfang und der Fettanteil, der bei Frauen ab dem 40. Lebensjahr 25 bis 29 Prozent vom Körpergewicht ausmachen sollte und bei Männern 20 und 23 Prozent, sind deshalb oft aussagekräftiger als der Body-Mass-Index, der nur das Verhältnis von Körpergröße zu Körpergewicht darstellt. Trotzdem ist auch er ein wichtiger Richtwert, den man kennen sollte. Denn er gibt an, ob man Unter- oder Übergewicht hat, Normal- oder sogar Idealgewicht. Hinter dieser scheinbar starren Einteilung verbergen sich klare Definitionen auf der Basis von Studien. Die belegen, dass starkes Unter- wie Übergewicht der Gesundheit schaden und so die Lebenszeit verkürzen!

▄▄▄ *Motivations-Tipp: Kontrollieren Sie Ihren Taillenumfang einmal pro Woche mit einem Maßband und kaufen Sie sich eine Waage, die auch den Anteil von Fett- und Muskelmasse misst. Sit-ups und Übungen mit dem Hula Hoop Reifen greifen gezielt das Bauchfett an.*

Der Body-Mass-Index für Männer und Frauen[1]

Alter	BMI
19–24 Jahre	19–24
25–34 Jahre	20–25
35–44 Jahre	21–26
45–54 Jahre	22–27
55–64 Jahre	23–28
> 64 Jahre	24–29

Klassifikation	Männer	Frauen
Untergewicht	< 20	< 19
Normalgewicht	20–25	19–24
Übergewicht	25–30	24–30
Adipositas	30–40	30–40
massive Adipositas	> 40	> 40

[1]Angaben der Universität Hohenheim; BMI-Klassifikation laut DGE Ernährungsbericht 1992

Regel 4: Essen Sie das Richtige

▄▄▄ Jeder neue Lebensmittelskandal führt uns erneut vor Augen, was das eigentliche Problem unserer Esskultur ist: Wir wollen viel Nahrung für wenig Geld. Dazu soll alles praktisch und schnell zubereitet werden können. Zeitdruck, Bequemlichkeit oder schlicht die Unfähigkeit, ein schmackhaftes Essen von Anfang bis Ende zuzubereiten, treibt viele Verbraucher in die Fänge der Fast-Food- und Fertignahrungsmittel-Industrie.

▄▄▄ Die Qualität bleibt dabei meist auf der Strecke, ebenso die Möglichkeit zu kontrollieren, was man da eigentlich zu sich nimmt.

▄▄▄ Fertignahrung enthält bekanntermaßen viel Fett und Zucker. Dazu jede Menge Konservierungs- und Farbstoffe, Geschmacksverstärker und Stabilisatoren. Stoffe, die unserem Körper entweder fremd sind, ihm nicht gut tun oder sogar auf Dauer schaden. Auch werden hier überwiegend billige Rohstoffe verwendet, wie der Pferdefleisch-Skandal zeigt. Vitalstoffe sind dagegen kaum vorhanden.

▄▄▄ Dabei könnte alles so einfach sein. Hier die 10-Top-Tipps:

▄▄▄ Greifen Sie zu regionaler Bio-Kost. Je frischer die Produkte sind, desto mehr Vitalstoffe enthalten sie. Sie schmecken in jedem Falle besser als industrielle oder konventionelle Ware und werden nachhaltiger und umweltschonender hergestellt.

▄▄▄ Essen Sie täglich fünf Portionen Obst und Gemüse. So decken Sie für wenige Kalorien den Tagesbedarf an Vitaminen, Mineralstoffen und Spurenelementen. In dieser natürlichen Form sind sie zudem für den Körper besser verwertbar als jedes künstlich hergestellte Nahrungsergänzungsmittel.

■■■ Essen Sie selten Fleisch. Am besten nur ein- bis zweimal pro Woche. Und wenn, dann geben Sie hellem, magerem Hühnchen- oder Putenfleisch den Vorzug vor rotem Fleisch von Schwein oder Rind. So bekommen Sie wertvolles Eiweiß, aber nur wenig Fett und Kalorien. Der tägliche Proteinanteil in der Nahrung sollte bei 9 bis 15 Prozent der täglichen Gesamtenergieaufnahme liegen. Der von Fett bei 30 Prozent. Aber auch hier sind pflanzliche Quellen deutlich gesünder und deshalb den tierischen vorzuziehen.

■■■ Essen Sie dreimal pro Woche Fisch. Vor allem die Seefische Hering, Makrele oder Lachs sind reich an Omega-3-Fettsäuren, die das Herz und die Gefäße schützen.

■■■ Reduzieren Sie Milchprodukte. Denn sie stehen im Ruf, die Resorption der Vitalstoffe über den Darm zu beeinträchtigen. Die Wissenschaftler streiten noch darüber, aber fest steht, Milch und daraus hergestellte Produkte sind zumindest für Erwachsene in großen Mengen nicht zwingend nötig, da es auch andere Kalziumquellen gibt. Doch wenn man sie isst, kann man mit fettarmen Varianten viele Kalorien sparen.

■■■ Wählen Sie komplexe Kohlenhydrate. Setzen Sie bei Brot, Reis und Nudeln auf Vollkorn. Der Anteil der Kohlenhydrate an der täglichen Energiezufuhr sollte bei maximal 50 Prozent liegen. Wer abnehmen will, sollte allerdings weniger essen und dafür mehr Eiweiß. Vor allem abends, da Kohlenhydrate die Fettverbrennung blockieren, die nachts durch die Aktivität der Wachstumshormone in Gang kommt.

■■■ Auch Krebspatienten profitieren von einer kohlenhydratreduzierten Kost („ketogene Diät"). Langzeitergebnisse fehlen allerdings. Deshalb sollten Krebspatienten nicht eigenmächtig handeln, sondern eine solche Diät mit ihrem behandelnden Arzt absprechen.

■■■ Reduzieren Sie Zucker. Auch Rohrzucker oder Honig sind nicht besser. Sie enthalten zu viele Kalorien und lassen den Insulinspiegel zu schnell in die Höhe steigen. Das provoziert Heißhunger, Abnehmen fällt umso schwerer.

■■■ Sparen Sie auch mit Salz in der Nahrung. Vor allem das handelsübliche Kochsalz treibt den Blutdruck hoch und bindet Wasser im Gewebe. Besser ist Stein- oder Meersalz. Aber auch hier genügen 3 Gramm pro Tag. Die empfohlene Obergrenze liegt bei 6 Gramm. Viel Salz versteckt sich in Fertigprodukten und Konserven. Deshalb sollte man diese möglichst meiden und auch bei den Getränken zu natriumarmen Mineralwässern greifen.

▬ Würzen Sie mit frischen Kräutern. Petersilie, Basilikum oder Thymian ersetzen größere Salzmengen, sorgen für mehr Geschmack und fördern mit ihren ätherischen Ölen und Bitterstoffen zusätzlich die Verdauung.

▬ Kochen Sie so oft wie möglich selbst! Das ist nicht nur besser fürs Portemonnaie, sondern schärft auch den Blick und die Wertschätzung für natürliche Nahrung. Studien haben gezeigt, dass sich Menschen, die selbst kochen, bewusster ernähren als Küchenmuffel.

▬ *Motivations-Tipp: Ziehen Sie Ihr eigenes Gemüse im Garten, auf dem Balkon oder der Dachterrasse. In vielen Gegenden Deutschlands und sogar in einigen Großstädten kann man ein Stück Acker mieten oder mit Gleichgesinnten einen Gemeinschaftsgarten bewirtschaften.*

Regel 5: Schlafen Sie genug

▬ Ein Viertel aller Deutschen kann von ungestörtem, erholsamen Schlaf leider nur träumen. Ein- und Durchschlafstörungen rauben ihnen nachts die wertvolle Erholungszeit, die der Körper dringend braucht, um gesund und bei Kräften zu bleiben. Sorgen, lautes Schnarchen, Schichtarbeit, aber auch falsche Rituale stehen diesem natürlichen Bedürfnis im Wege. Doch man kann selbst viel dafür tun, dass die Wahrscheinlichkeit für einen ausreichenden Schlaf von 6 bis 8 Stunden pro Tag steigt:

▬ Kommen Sie zur Ruhe. Wer spät abends noch Sport treibt oder Actionfilme schaut, ist innerlich zu aufgewühlt, um zu schlafen. Ein nicht zu spannendes Buch und beruhigende Musik machen dagegen müde. Faustregel: Sechs Stunden vor dem Schlafengehen keinen anstrengenden Sport mehr!

▬ Vergessen Sie den Stress. Das scheint leichter gesagt als getan. Doch man kann lernen, die Sorgen vor der Schlafzimmertür zu lassen, etwa, indem man sich mental trainiert. Sagen Sie zu sich: „Sobald ich diese Schwelle übertrete, lasse ich meine Probleme draußen." Tragen Sie einen festen Termin im Kalender ein, wann Sie sich mit dem Problem beschäftigen wollen. Ist man einfach nur zeitlich überfordert, kann eine To-Do-Liste helfen. Hier sollte man die Probleme nach Dringlichkeit und Priorität abarbeiten. Zu viel auf einmal sollte man sich allerdings nicht vornehmen und auch Zeit für Spontanes einplanen.

▬ Streiten Sie nicht. Ohne Auseinandersetzungen geht es meist nicht, wenn mehrere Menschen in einer Wohnung leben. Schließlich gilt es, verschiedene Ansichten und Wertvorstellungen unter einen Hut zu bringen und Kompromisse zu machen. Nicht immer gelingt es den Partnern, konstruktiv und respektvoll nach Lösungen zu suchen. Doch auch wenn die Fetzen noch so fliegen: Das Schlafzimmer sollte eine Tabuzone für schwierige Themen bleiben! Denn regt man sich kurz vor dem Schlafen noch auf, speichert das Gehirn das Bett als Schlachtfeld ab. Selbst wenn man dann nicht mehr streitet, dreht sich das Gedankenkarussell weiter, das normales Einschlafen unmöglich macht.

▬ Vermeiden Sie Alkohol. Der berühmte „Absacker" ist eine Legende. Die Wahrheit ist: Alkohol stört den Schlaf, vor allem in der zweiten Nachthälfte. Zwar beruhigt er zunächst, aber später sorgt er durch Alpträume und vermehrten Harndrang für unerwünschte Schlaf-Stopps.

▬ Der Grund: Alkoholkonsum beeinträchtigt jene Mechanismen im Gehirn, die die Nieren- und Blasenfunktion steuern. Also sechs Stunden vor dem Schlafengehen keine Prozente mehr und auch kein aufputschendes Koffein aus Kaffee oder Energie-Drinks! Ein Glas warme Milch ist mit ihrer schlaffördernden Substanz Tryptophan ein besserer Schlummertrunk. Auch eine Tasse Tee mit Hopfen und Melisse ist ein gesundes Betthupferl.

▬ Trinken Sie abends nicht zu viel. Eine volle Blase kann den Schlaf unliebsam unterbrechen, auch wenn Sie zu viel Tee oder Wasser trinken. Der Grund: Die Nerven des Organs melden den Platzmangel ans Gehirn. Das wiederum bringt Hormone in Umlauf, die uns wecken – ein kluger Mechanismus, sonst würden wir wohl ins Bett machen. Nächtliche Toilettengänge aber stören den gesunden Schlaf und sind häufig der Anfang von unnötigen Durchschlafstörungen. Deshalb sollte man tagsüber genug, aber möglichst zum letzten Mal zwei Stunden vor dem Zubettgehen etwas trinken.

▬ Essen Sie nicht zu spät. Ähnlich problematisch sind späte, schwere Mahlzeiten. Zwar arbeitet der Magen nachts auch noch, aber langsamer als am Tag. Alles, was danach eintrifft, bleibt also länger liegen und stört den Schlaf. Besonders fettige Speisen können dann üble Beschwerden verursachen, wie Sodbrennen oder Oberbauchschmerzen, die einen erholsamen Schlaf unmöglich machen. Deshalb ist es ratsam, nach 20 Uhr nichts Schweres mehr zu essen. Und wenn es doch mal später und fettiger werden sollte, der Verdauung mit pflanzlichen Bittertropfen oder einem frischen Pfefferminztee auf die Sprünge zu helfen.

▬ Achten Sie aufs Raumklima. Etwa bei 18 Grad liegt die ideale Schlaftemperatur. Nicht gerade eine kuschelige Atmosphäre, die zu Bettgeflüster einlädt. Aber jeder, der einmal heiße Sommernächte an der Algarve oder der türkischen Riviera verbracht hat, weiß, dass man bei Wärme schlechter schläft: Man schwitzt und wälzt sich – ein immenser Störfaktor! Das Schlafzimmer sollte daher angenehm kühl sein. Stoßlüften fünf Minuten vor dem Schlafengehen sorgt für den nötigen Sauerstoff.

▬▬ Achten Sie auf die richtige Schlafstätte. Zu einer guten Schlafumgebung gehört ein Bett mit einer passenden Matratze. Zu weich oder zu hart, kann sie Ursache vieler Rückenbeschwerden sein. Wer schon früh mit Schmerzen aufsteht, sollte sich eine neue Unterlage suchen. Einmal Probeliegen im Geschäft reicht oft nicht aus. Die meisten Händler bieten eine Rücknahme auch noch zwei Wochen nach dem Kauf an. Das sollte man nutzen. Bei einer meist nicht ganz billigen Matratze, die zehn Jahre halten soll, kann man keine Kompromisse machen. Immerhin verbringt man ein Drittel seines Lebens im Bett! Ebenfalls wichtig: ein gutes, stützendes Kopfkissen und eine atmungsaktive, nicht zu warme Decke.

▬▬ Sorgen Sie für Dunkelheit und Stille. Als es noch kein elektrisches Licht gab, schliefen die Menschen wie die meisten anderen Säugetiere auf der Welt bei Einbruch der Dunkelheit ein. Denn dann wird im Körper das Schlafhormon Melatonin ausgeschüttet, das müde macht. Morgens weckte sie die Sonne mit dem Wachhormon Serotonin. Das war auch der Takt für die Stille und den Lärm der Welt. Doch mit dem Strom kam dieser natürliche Rhythmus durcheinander. Wer schnell einschlafen und länger als bis zum Morgengrauen ungestört durchschlafen möchte, sollte deshalb sein Schlafzimmer abdunkeln. Entweder durch Jalousien, dunkle Vorhänge oder

eine Schlafmaske vor den Augen. Für Stille in der Stadtwohnung sorgen Schallschutzfenster und Ohrstöpsel.

▬▬ Pflegen Sie positive Rituale. Feste Einschlafzeiten sind Gold wert. Doch sind die gerade im Schichtdienst nicht immer einzuhalten. Man kann das Gehirn aber auch anderweitig ans Schlafen gewöhnen. So wie Kinder sich durch einen Schnuller beruhigen lassen, kann man seinem Gehirn zum Beispiel mit dem Einlegen der Ohrstöpsel oder einem festen Schlafgedicht signalisieren, dass man jetzt schlafen möchte. Das klappt tatsächlich! Vorausgesetzt, man beherzigt die Punkte 1–9.

▬▬ *Motivations-Tipp: Verwandeln Sie Ihr Schlafzimmer in eine Oase der Ruhe und Ordnung, ohne Radio, Fernseher oder PC. Auch Krempel, Klamottenberge und Staub schlagen auf die Schlafqualität. Das Zentrum des Zimmers sollte das Bett sein – quasi als Symbol des Schlafs. So lernt das Gehirn leichter, dass dieser Ort – bis auf wenige Ausnahmen – zum Schlafen da ist.*

Regel 6: Beachten Sie Ihren Biorhythmus

▬ Jeder Mensch hat eine ihm eigene Zeitvorliebe für Aktion und Schlaf. Es gibt Frühaufsteher, so genannte Lerchen, die morgens ihre Hochphase haben und Spätaufsteher, die „Eulen", die zwar morgens später, dafür aber bis weit in die Nacht hinein kreativ und tatkräftig zu Gange sein können.

Diese „innere Uhr" pendelt sich erst im Erwachsenenalter ein. Kinder und ältere Menschen sind dagegen tendenziell Frühaufsteher.

■■■ Untersuchungen zeigen dass es gesünder ist, sich diesem Diktat zu beugen, statt ständig dagegen anzukämpfen. Gegen die innere Uhr zu leben, kann neueren Studien zufolge sogar dick machen und zu Diabetes und Bluthochdruck führen.

■■■ Heutzutage wird dieser angeborene Rhythmus jedoch zum Beispiel durch verschiedene Arbeits- und Schulzeiten durcheinander gebracht. Experten schätzen, dass rund die Hälfte der Europäer gegen ihre innere Uhr, in einer Art „sozialem Jetlag" lebt.

■■■ Darüber hinaus gibt es für alle allgemeingültig bestimmte Tageszeiten, zu denen Körper und Geist eher leistungsfähig oder vielmehr schlapp sind. Wer diesen biologischen Rhythmus kennt und beachtet, kann sein Potenzial besser nutzen und viel Energie sparen, etwa in Hochphasen lernen und arbeiten und in Tagestiefs Pausen einlegen oder ein Mittagsschläfchen halten. In jedem Fall wird man sich damit rundum wohler fühlen.

■■■ *Motivations-Tipp: Versuchen Sie, so viele Familienmitglieder wie möglich zu regelmäßigen Mahlzeiten am Tisch zu versammeln. Machen Sie nicht die Nacht zum Tag und suchen Sie sich eine Arbeit, die Ihrem persönlichen Rhythmus entspricht. Sie werden sich fitter fühlen und mehr Freude am Job und am Leben insgesamt haben.*

Regel 7: Halten Sie Maß mit Genussgiften

■ Sicher, es gibt sie, die rauchenden und trotzdem mopsfidelen 90-Jährigen wie Altkanzler Helmut Schmidt oder die viel Wein trinkenden und trotzdem gesunden Franzosen, Italiener und Spanier. Dennoch zählen Nikotin wie Alkohol zu den „Genussgiften", die zwar Spaß und dadurch Lebensfreude bereiten, im Übermaß genossen aber viele Lebensjahre kosten können. Komplette Verbote bringen meistens nichts. Doch mit kleinen Schritten und guten Argumenten gelingt es vielleicht besser, sie auf Abstand zu halten.

■■■ Beim Rauchen sprechen die Zahlen für sich: Aufzuhören lohnt sich, selbst in späteren Jahren noch. So sinkt das Risiko, eine koronare Herzerkrankung zu bekommen, bereits im ersten Jahr des Verzichts um die Hälfte im Vergleich zu einem Raucher. Nach fünf Jahren sinkt das Schlaganfallrisiko, und nach 10 Jahren ist die Gefahr für Lungen-, Mund- und Speiseröhrenkrebs nur noch halb so hoch.

■■■ Während sich Nikotin rundherum schlecht auf die Gesundheit auswirkt, spricht man einer geringen Menge Alkohol sogar einen Schutzeffekt für Herz und Gefäße zu. So ließen sich in Studien ein Anstieg des „guten" HDL-Cholesterins und ein Rückgang des „schlechten" LDL-Cholesterins feststellen. Auch senkt Alkohol die Blutgerinnung herab. Die Thrombosegefahr und damit die für Schlaganfall, Herzinfarkt und Lungenembolie sinkt leicht.

▬ Ein Freischein für Alkohol ist das jedoch nicht. Denn die Nachteile überwiegen deutlich den Nutzen: So kann Alkohol abhängig machen und die Zellen in Leber, Gehirn und Herzmuskel schädigen. Dazu fördert Alkohol Leber-, Mund- und Speiseröhrenkrebs. Rund 10 Millionen Deutsche zwischen 18 und 64 Jahren haben Alkoholprobleme. Jedes Jahr sterben rund 74.000 Männer und Frauen an den Folgen des Alkohol-Konsums.

▬ Deshalb sollte man vielmehr die Menge im Blick behalten und sich für Verzicht belohnen. So lernt der Körper besser, diesen als etwas Positives und nicht als Bestrafung zu sehen. Auch sollte man möglichst nicht situationsgebunden trinken oder rauchen, nach dem Motto: „Ich habe mich geärgert, da brauche ich einen Schluck", oder „Ich habe ein leckeres Essen gehabt, da rauche ich als krönenden Abschluss eine Zigarette". Schafft man diese Umdeutung im Kopf, fällt die Umgewöhnung zu maßvollem Verhalten leichter.

▬ Faustregel: Für Frauen gelten zwölf Gramm Reinalkohol pro Tag an maximal fünf Tagen in der Woche als gesundheitlich unbedenklich. Das entspricht etwa einem Glas Wein (0,2 Liter). Männer vertragen im Durchschnitt das Doppelte, ohne die Gesundheit zu gefährden, also zwei Gläser Wein oder eine Flasche Bier. Alles, was darüber hinausgeht, schadet dem Körper!

▬ *Motivations-Tipp: Verzichten Sie an mindestens zwei Tagen in der Woche ganz auf Alkohol und Zigaretten und belohnen Sie sich für längere Auszeiten mit Dingen, die Ihnen Spaß machen.*

Regel 8: Tanken Sie Sauerstoff

▬ Gehen Sie täglich an die frische Luft. Auch bei Wind und Wetter. Denn nur hier bekommen Sie den Treibstoff für Ihre Lebensgeister. Wie in einem Hochofen verbrennt jede einzelne Körperzelle mit Hilfe von Sauerstoff den aus der Nahrung gewonnenen Zucker. Nur so gewinnt sie die nötige Energie, um ihre Funktion voll erfüllen und die Körpertemperatur auch bei Kälte aufrecht erhalten zu können. Rund 580 bis 700 Liter Sauerstoff braucht ein Mensch am Tag. Nur drei bis maximal neun Minuten könnten wir ohne ihn überleben.

▬ Ein Spaziergang im Freien hat noch einen weiteren Vorteil: Dort tanken wir UV-Licht. Über die Haut aufgenommen bildet es im Körper Vitamin D. Dieses Vitamin regelt den Calcium- und Phosphat-Haushalt und stärkt so Knochen und Zähne. 10 Minuten Sonnenlicht decken den Tagesbedarf.

Leider entstehen auf der anderen Seite bei diesem Prozess neben Kohlendioxid „freie Radikale". Diese äußerst reaktionsfreudigen Sauerstoffmoleküle schädigen die Zellstrukturen, die Zellproteine und sogar die Erbinformation DNA. Je mehr freie Radikale im Körper sind, desto schneller altern wir.

Bis zum 30. Lebensjahr wird der Körper allein mit ihnen fertig. Er bildet selbst genug Radikalenfänger, die die aggressiven Sauerstoffmoleküle unschädlich machen. Danach jedoch lässt diese Fähigkeit nach. Die Zellen altern schneller. Dann heißt es, mehr Radikalenfänger von außen zuzuführen. Allen voran Vitamine, die in frischem Obst und Gemüse stecken.

Die beste Luft findet man im Wald. Denn die Bäume sind die Sauerstoffproduzenten Nummer eins. Wissenschaftler aus der bioklimatischen Forschung konnten nachweisen, dass die eigentliche Wirkstoffkomponente unseres lebenswichtigen Sauerstoffs negative Sauerstoffionen in der Atemluft sind. Waldluft ist mit 50.000 Sauerstoffionen pro Kubikzentimeter am sauerstoffreichsten. Innenräume in Städten kommen dagegen nur auf 40 bis 50 Ionen. Kein Wunder, denn hier regieren durch Drucker, Bildschirme und andere technische Geräte hohe Ozon- und Feinstaubwerte.

Deshalb sollte man Wohnungs- und Büroräume mindestens zweimal täglich für mindestens 10 Minuten lüften. Besser noch jede Stunde für fünf Minuten. Dazu sollte man nicht in der Wohnung rauchen und Grünpflanzen aufstellen.

Motivations-Tipp: Machen Sie den täglichen Spaziergang durch den Park oder Wald zum festen Ritual. Am besten nach dem Mittagessen. Das fördert die Verdauung, füllt die Lungen und das Blut mit Sauerstoff und vertreibt so die Müdigkeit.

Regel 9: Gehen Sie in die Sauna

Der gezielte Wechsel aus Hitze und Abkühlung ist nicht nur ein beliebtes Wellness-Ritual, das in Deutschland immerhin 30 Millionen Anhänger hat. Es ist auch ein Jungbrunnen. Denn die heiß-kalten Reize regen die Durchblutung an, trainieren die Gefäße und damit Herz und Kreislauf. Auch der Stoffwechsel kommt beim Schwitzen in Schwung, das Immunsystem wird stimuliert. Regelmäßiges Saunieren stärkt also die Abwehr und macht den Körper widerstandsfähiger. Saunagänger bekommen seltener eine Erkältung als andere, auch weil der Körper lernt, mit dem Wechsel von Kälte und Wärme besser umzugehen. Auch gegen Belastungen des Alltags ist man damit besser gewappnet.

Positiver Nebeneffekt: Das Schwitzen reinigt den Körper von innen heraus, glättet den Teint und lässt die Haut jung und zart erscheinen.

Wichtig nach dem Saunieren: Abkühlen und Ruhen. Sonst ist es für den Kreislauf zu anstrengend. Und zwar mindestens so lange, wie man geschwitzt hat. Zwei Durchgänge sollten es sein. Sonst stellt sich der Nutzen nicht ein. Danach viel Wasser oder Tee trinken, um den Flüssigkeitsverlust wieder auszugleichen.

■ Die wichtigste Voraussetzung aber ist ein guter Gesundheitszustand. Saunieren ist wie ein passives Herz-Kreislauf-Training, das den Körper anstrengt. Man darf also nie erkältet oder schwer herzkrank sein und sollte einen stabilen Kreislauf haben.

■ *Motivations-Tipp: Küren Sie den Saunaabend zum Höhepunkt der Woche, idealerweise nach einer Sporteinheit. Nehmen Sie sich genug Zeit dafür, damit Sie innerlich loslassen und das Schwitzen so richtig genießen können.*

Regel 10: Gehen Sie zur Gesundheitsvorsorge

■ Den neuen TÜV fürs Auto holen sich Männer immer pünktlich. Doch wenn es um die eigene Gesundheit geht, sind sie weniger genau. Nur jeder vierte Mann in Deutschland nutzt die kostenlosen Krebsfrüherkennungs-Untersuchungen beim Arzt.

Sinnvolle und kostenlose Vorsorgeuntersuchungen

Alter	Untersuchung	Rhythmus
Ab 18 **Für alle**	Zahnärztliche Kontrolle	1 x pro Jahr
Ab 20 **Für Frauen**	Gebärmutterhalskrebs-Abstrich beim Gynäkologen	1 x pro Jahr
Ab 30 **Für Frauen**	Tastuntersuchung der Brust und der Lymphknoten beim Gynäkologen	1 x pro Jahr
Ab 35 **Für alle**	Check-up beim Hausarzt	alle zwei Jahre
Ab 35 **Für alle**	Hautkrebs-Früherkennung beim Hautarzt	alle zwei Jahre
Ab 45 **Für Männer**	Tastuntersuchung der Prostata und der Lymphknoten beim Urologen	1 x pro Jahr
Ab 50 **Für alle**	Test auf verborgenes Blut im Stuhl (Hämoccult-Test) beim Hausarzt	1 x pro Jahr bis 55
Ab 50 **Für Frauen**	Mammographie-Screening	alle zwei Jahre bis 69
Ab 55 **Für alle**	Entweder Darmspiegelung oder Hämoccult-Test	alle 10 Jahre; max. 2 x alle zwei Jahre

Dabei hätten sie den größten Bedarf nach einem Check-up ihres Körpers. Denn rund 60 Prozent von ihnen sind übergewichtig, 34 Prozent rauchen und ein Drittel trinkt zu viel Alkohol. Aber auch bei den Frauen nutzt nur etwa die Hälfte die kostenlos angebotenen Vorsorgeuntersuchungen beim Arzt. Ein Fehler! Denn längst ist erwiesen, dass Darm-, Haut-, Prostata- und Brustkrebs durch regelmäßige Kontrollen früher erkannt und geheilt werden können als ohne und man Diabetes, Herz-Kreislauf-Erkrankungen, Osteoporose mit Tests eher auf die Spur kommt, und Augen und Zähne, Leber und Nieren länger ihren Dienst tun, wenn man die offerierten Routineuntersuchungen wahrnimmt.

Denn selbst ein Herzinfarkt oder ein Schlaganfall kommt selten aus dem Nichts. Es gibt stumme Vorboten und Signale, die der Arzt herausfinden kann. So ist etwa der Check-up 35, den man alle zwei Jahre beim Hausarzt bekommt, ein gutes Barometer der allgemeinen Gesundheit. Hier werden wichtige Risikofaktoren wie erhöhtes Cholesterin, Blutzucker und Harnstoffwerte kontrolliert, Herz und Lunge abgehört. So sieht man schnell, wo Gefahr im Verzug ist und kann etwas dagegen unternehmen.

Viele Krankenkassen belohnen das gute Vorsorgeverhalten ihrer Mitglieder sogar mit Bonuszahlungen und Sachgeschenken. Aber auch Rückenkurse werden bezahlt, und zum Abo im Fitness-Studio oder zum Urlaub mit Gesundheitsangeboten gibt es saftige Zuschüsse.Impfungen etwa gehören zu den wirksamsten Maßnahmen, um sich vor Infektionskrankheiten zu schützen. Erwachsene sollten alle zehn Jahre ihre Diphterie- und Tetanus-Impfung auffrischen. Wer über 60 oder chronisch krank ist, sollte sich jedes Jahr im Herbst gegen die Virusgrippe impfen lassen und alle sechs Jahre gegen Pneumokokken – Bakterien, die Lungenentzündungen verursachen. Bei Aufenthalten im Ausland ist eine reisemedizinische Beratung sinnvoll.

Motivations-Tipp: Fragen Sie bei Ihrer Krankenkasse nach einem Bonusheft. Damit können Sie bei allen Vorsorgeuntersuchungen kräftig Punkte sammeln und bares Geld sparen.

Das seelische Wohl

Im Ayurveda oder der Traditionellen Chinesischen Medizin (TCM) ist die Betrachtung von Körper und Seele als Einheit schon seit Jahrtausenden Teil einer erfolgreichen Therapie. Aber auch in Deutschland und Europa gibt es einen Wandel zu verzeichnen. Zwar wird die Schulmedizin mit der Fokussierung auf einzelne, kranke Organe und Körperteile und ihren schnellen Erfolgen bei der Symptombehandlung weiterhin am meisten belohnt. Doch immer mehr Patienten suchen sich Ärzte und Therapeuten, die einen ganzheitlichen Heilansatz verfolgen oder alternative bzw. „komplementäre" Therapien anbieten.

▰ Ein ganzer Medizinbereich, die Psychosomatik, beschäftigt sich mit der Auswirkung von seelischen Störungen auf das körperliche Wohlbefinden. Deshalb wollen wir nun mit den Longlife-Regeln fortfahren und darlegen, wie man Geist und Seele so pflegt, dass gesundheitliche Probleme möglichst ausbleiben.

Regel 11: Trainieren Sie Ihren Grips

▰ Unser Gehirn steuert unzählige Prozesse und Körperfunktionen und befähigt uns als einziges Lebewesen, über unsere Handlungen und Gedanken nachzudenken und aus den Ergebnissen zu lernen. Nur so haben wir uns zu zivilisierten Menschen entwickeln können. Nur so war Fortschritt überhaupt möglich.

▰ Verantwortlich dafür ist ein komplexes System aus Milliarden von Nervenzellen, den Neuronen. Angetrieben durch elektrische und chemische Prozesse, knüpfen sie im Gehirn ein Netzwerk aus Nervenbahnen und Synapsen und tauschen in Millisekunden Abertausende Informationen aus.

▰ Diese Strukturen werden teils schon beim Ungeborenen im Mutterleib und in der frühen Kindheit angelegt. Aber auch im Alter kann man das Gehirn noch formen. Denn die Denkfabrik hat ständig Hunger nach Wissen. Wir lernen Zeit unseres Lebens ständig dazu, durch Sinneserfahrungen, Emotionen oder konkrete Wissensinhalte aus Schule, Studium, Ausbildung und Beruf. Das kostet Kraft. So verbraucht das Gehirn ganze 17 Prozent der Gesamtenergie des Körpers, obwohl es nur drei Prozent des Körpergewichts ausmacht.

▰ Lernfähigkeit und Lernwilligkeit lassen allerdings im Alter deutlich nach. Bei längerer Unterforderung, etwa durch magere Anreize und zu viel Fernsehen oder Computerspiele schrumpfen die Nervenbahnen und Synapsen. Aufgenommene Informationen können dadurch wieder verloren gehen. Man wird vergesslich und unkonzentriert. Das muss nicht sein! Deshalb sollte man sich auch als Rentner so lange wie möglich eine Aufgabe suchen. Das kann die Betreuung der Enkel sein, ein Ehrenamt oder sogar noch eine bezahlte Arbeit auf Stundenbasis. Alles, was uns fordert, fördert auch die grauen Zellen. Doch nicht alle Tätigkeiten sind gleichermaßen für das „Gehirn-Jogging" geeignet. Je komplexer und innovativer die Inhalte sind, desto besser. Mal einen anderen Wegen zum Supermarkt nehmen, in ferne Länder reisen oder ein Instrument spielen, hält besonders fit. Auch Ratespiele, eine neue Sprache lernen oder Sudoku-Rätsel lösen, fordert und fördert den Geist bis ins hohe Alter!

▰ *Motivations-Tipp: Führen Sie Tagebuch über das, was Sie an Neu-*

em erlebt und welche Fortschritte Sie gemacht haben. Notieren Sie sich auch die Gefühle, die Sie währenddessen und nach dem Erreichen der Ziele hatten.

Regel 12: Bleiben Sie sich treu

■ Erziehung, Jugendjahre, Ausbildung – es dauert seine Zeit, den Charakter zu formen, die eigene Persönlichkeit zu bilden und Wertvorstellungen für sich zu definieren. All diese Eigenschaften und Überzeugungen machen uns zu dem, was wir sind. Etwas gegen sie zu unternehmen, bedeutet ein Stück Selbstverleugnung. Aus der Psychologie weiß man, dass es Menschen auf Dauer krank macht, wenn sie gezwungen sind, dauerhaft etwas gegen ihre Gefühle und Wertvorstellungen zu tun. So ist ein natürliches, herzhaftes Lachen zwar nachweislich gesund. Doch nicht, wenn es künstlich ist. So hatte eine Umfrage bei 4000 Menschen, die aus beruflichen Gründen viel lächeln müssen, obwohl sie vielleicht traurig sind, ergeben, dass sie schneller krank werden als andere, die eine ihren tatsächlichen Gefühlen entsprechende Mimik zeigen. Sie litten häufiger als andere unter Depressionen, Bluthochdruck und Herz-Kreislauf-Problemen. Andererseits weiß man aus der Verhaltenstherapie, dass man sehr wohl durch eine äußere Haltung, die innere verbessern kann, wenn man nicht anderen, sondern nur sich selbst und zwar ganz bewusst etwas vorgau-

kelt. So macht eine aufrechte Haltung automatisch selbstbewusster, hebt ein Lächeln im Spiegel nachweislich die Stimmung. Der Grund: Körper und Seele haben das Bestreben, in Einklang zu kommen.

■ Auch wenn das Leben aus vielen Kompromissen in Beruf und Familie besteht, lebt man glücklicher und zufriedener, wenn man sich zumindest in den wichtigsten Überzeugungen treu bleibt.

■ *Motivations-Tipp: Bleiben Sie auch bei Kompromissen in Ihrem Auftreten authentisch. So sammeln Sie bei Ihrem Gegenüber Sympathiepunkte und die Chance steigt, dass auch Sie mit echten Gefühlen belohnt werden – wie ein Echo im Wald!*

Regel 13: Entspannen Sie regelmäßig

■ Das alte Sprichwort „in der Ruhe liegt die Kraft", stimmt in doppelter Hinsicht: Zum einen verhindert das Nachdenken unvernünftige, panische Reaktionen. Zum anderen ist die innere Entspannung ein wichtiger Gegenpol zum allgegenwärtigen Stress. Doch fällt es vielen Stressgeplagten heute besonders schwer, sich für sich selbst oder andere Zeit zu nehmen und zur Ruhe zu kommen. Sogar die täglichen Mahlzeiten werden häufig schnell verschlungen statt genossen, und auf dem Weg zur Arbeit kann es auf der Autobahn vielen nicht schnell genug gehen.

▬ Wer entspannen will, muss den eigenen Rhythmus finden und lernen, selbst scheinbar sinnlose Tätigkeiten bewusst in etwas Positives umzudeuten. Etwa die Zeit zum Nachdenken zu nutzen, wenn man im Supermarkt mal wieder in der langsamsten Schlange steht, einen Spaziergang zu machen, wenn ein Stromausfall den Computer lahmlegt oder eine Zeitung zu lesen, wenn man einen Zug verpasst hat. Auf diese Art kann man selbst in nervigen Situationen Ruhe bewahren.

▬ Auch Entspannungstechniken wie Yoga oder Meditation können helfen, zur innern Mitte zurückzufinden und Belastungen auch künftig besser standhalten zu können. Ebenso beruhigend aufs Gehirn wirken Sport oder bestimmte Rituale wie der Rückzug auf innere Bilder.

▬ Allerdings sollte man langfristig die Ursache des Stresses abstellen. Denn Hirnforscher sagen: Alles, was das Problem nicht löst, ist nur Ersatz und kann sogar in die Sucht führen.

▬ *Motivations-Tipp: Messen Sie regelmäßig den Blutdruck, vor und nach dem Entspannen. Sie werden sicher bald einen positiven Trend erkennen können.*

Regel 14: Pflegen Sie soziale Kontakte

■ Wie in Kapitel 1 festgestellt, haben glücklich verheiratete Menschen und Paare in Lebensgemeinschaften eine höhere Lebenserwartung als Singles und Verwitwete. Der Mensch ist nun mal ein soziales Wesen. Einsamkeit und Alleinsein dagegen schaden der Gesundheit ähnlich gravierend wie Rauchen!

▬ Ein gut funktionierendes soziales Netz aus Familie, Freunden und Arbeitskollegen ist deshalb ein wichtiger Schutz vor Stress und stressbedingten Erkrankungen. Psychosomatiker weisen immer wieder darauf hin, dass Burnout-Erkrankte der Arbeit zu viel Bedeutung beimessen und die sozialen Kontakte vernachlässigen. Gerade in Zeiten erhöhter Arbeitsbelastung fällt es vielen jedoch schwer, Zeit für private Anrufe und Treffen zu finden. Doch wer seelisch gesund bleiben will, kommt um die Gesellschaft anderer Menschen nicht herum. Das bedeutet, den Stellenwert privater Kontakte zu erhöhen und sich nicht ausschließlich über die Arbeit zu definieren. Dazu gehört, an Geburtstage zu denken, Einladungen anzunehmen und selbst welche auszusprechen, sich durch Anrufe in Erinnerung zu bringen, Interesse am Leben und den Problemen anderer zu zeigen und zu helfen, wo es erwünscht ist.

▬ *Motivations-Tipp: Treffen Sie sich möglichst jede Woche einmal mit einem Freund oder verbringen Sie einen Abend nur zu zweit mit Ihrem Partner. So bleiben Beziehungen lebendig.*

Regel 15: Bewahren Sie sich ein Stück Autonomie

■ Doch langjährige, verbindliche

Beziehungen bergen auch eine Gefahr: die Aufgabe jeglicher Eigenständigkeit. Wer das Gefühl hat, nur noch zu funktionieren und die Bedürfnisse anderer zu erfüllen, wird sich früher oder später eingeengt und unglücklich wähnen. Etwas, das selbst gute Beziehungen zerstören kann.

Ein gewisses Maß an Autonomie sollte sich daher jeder, auch innerhalb einer festen Freundschaft bzw. Partnerschaft bewahren. Denn schließlich ist jeder Mensch ein einzigartiges Wesen mit eigenen Wünschen und Bedürfnissen. Es gehört zur „Psycho-Hygiene", diesen in gewissen Grenzen nachgehen zu können.

Auch im Beruf fühlen sich diejenigen zufriedener und motivierter, die die größtmögliche Eigenständigkeit und Entscheidungsfreiheit haben. Darauf wiesen vor einigen Jahren die beiden US-Psychologieprofessoren Edward Deci und Richard Ryan in ihrer Selbstbestimmungstheorie hin. Demnach hat jeder Mensch drei universelle psychische Grundbedürfnisse: Autonomie, Kompetenz und soziale Eingebundenheit. Sind die nicht erfüllt, kommt es früher oder später zur emotionalen Schieflage.

Da diese Autonomie jedoch oft von autoritären Chefs beschnitten wird, fühlen sich immer noch viele Angestellte zu wenig anerkannt. Die Folge: Krankheit, Loyalitätsbruch oder Kündigung.

Motivations-Tipp: Fehlt Ihnen Freiraum in der Beziehung oder im Beruf, versuchen Sie, eine Veränderung im offenen Gespräch mit dem Partner bzw. dem Chef zu erwirken. Erklären Sie Ihre Beweggründe und loten Sie die Möglichkeiten aus. Oft öffnen sich ungeahnte Türen.

Regel 16: Suchen Sie die Nähe zur Natur

Das Rauschen der Bäume im Wald, der Duft von Blumen auf der grünen Wiese oder das Gurgeln der Gischt am Meer – jeder kennt das Glücksgefühl, wenn er mit seinen Sinnen die Natur zu spüren bekommt. Und selbst überzeugte Großstädter suchen am Wochenende meist Ruhe und Erholung am Busen der Natur. Das hat viele Gründe: Zum einen steckt uns die enge Verbundenheit zum Herkunftsort unserer Vorfahren tief in den Genen. Zum anderen die Sehnsucht, unser Leben selbst zu bestimmen. Zu sehen, wie eine Saat aufgeht, wie etwas gedeiht, das wir gepflanzt haben, blüht und Früchte trägt, ist oft befriedigender als eine Gehaltserhöhung. Und auch ein Sprung auf die nächste Karrierestufe kann mit dem Gefühl nicht konkurrieren, das man beim Komponieren einer Landschaft, beim Sähen, Ernten und Gestalten im Garten empfindet. Es erfüllt fast alle Menschen mit tiefer Zufriedenheit. Denn eigene Ideen und Vorstellungen in die Tat umsetzen zu können, führt uns zum Wesensinneren zurück. Das Geschöpf wird zum Schöpfer. Das Vertrauen in die eigenen Fähigkeiten steigt. In der Natur fühlen wir uns aufgehoben und als Teil der Schöpfung, des großen Ganzen.

■■■ Viele Studien belegen diesen Glückseffekt. So hellen schon fünf Minuten in der Natur die Stimmung deutlich auf. Sogar das Selbstwertgefühl steigt, ergab eine Analyse von Forschern der University of Essex an 1252 Personen. Besonders glücklich machte die Kombination von grüner Natur mit dem Blick aufs Wasser. Also ein kurzer Spaziergang am Fluss oder Enten füttern am See. Doch auch die eigene Biographie spielt eine Rolle dabei, wo wir uns in der Natur am Wohlsten fühlen. Menschen, die im Flachland aufgewachsen sind, lieben besonders den weiten Horizont am Meer. Wer im Süden in den Bergen groß wurde, wird auf Gipfeln glücklicher sein. Der Grund: Wir lieben, was uns sicher macht, wo wir uns geborgen fühlen.

■■■ Nicht zuletzt sind Naturlandschaften unbewusst das Sinnbild unserer Stimmungen und Wünsche. Sie sind ständig in Bewegung und symbolisieren so eigene Gefühle wie Veränderung, Freiheit und die Suche nach neuen Zielen.

■■■ *Motivations-Tipp: Werkeln Sie täglich eine halbe Stunde auf dem Balkon oder im Garten. Durch die Verbindung von körperlicher Arbeit und Sinneserfahrung werden Sie bald mit tiefer Zufriedenheit belohnt.*

Regel 17: Halten Sie sich Haustiere

■■■ Sie sind süß, oft kuschelig, aber sie kosten auch viel Zeit, Arbeit und Geld. Egal ob Hund, Katze oder Wellensittich – Haustiere sind wie Kinder, die nie erwachsen werden. Sie artgerecht zu halten, erfordert ein großes Maß an Verantwortungsbewusstsein, Zuverlässigkeit und Regelmäßigkeit, meist über viele Jahre hinweg. Trotzdem haben allein die Deutschen im Jahr 2011 trotz Euro- und Finanzkrise etwa vier Milliarden Euro für Heimtierbedarf ausgegeben. In Kapitel 3 haben wir bereits ausgeführt, dass es gute Gründe dafür gibt, sich einen tierischen Hausfreund zuzulegen. Der Seele tut vor allem die Treue, der Trost und Anwesenheit eines Gefährten gut. Vor allem für Ältere, Alleinlebende steht das Gebrauchtwerden und die Möglichkeit, unkompliziert neue soziale Kontakte knüpfen zu können, im Vordergrund.

■■■ *Motivations-Tipp: Halten Sie vor dem Tierkauf einen Familienrat ab: Welches Tier eignet sich am besten? Wer übernimmt an wie vielen Tagen die Verantwortung dafür? Wer erst mal schnuppern will, bekommt als privater Tiersitter oder Gassigeher für Tierheimhunde oder die Haustiere des Nachbarn erste Einblicke.*

Regel 18: Hören Sie auf Ihr Bauchgefühl

◼ In unserer vernunftsdominierten Gesellschaft haben die meisten Menschen verlernt, auf ihr Bauchhirn zu achten. Dabei senden Magen und Darm wichtige Warnsignale für Wege, Entscheidungen und Stimmungen, die uns nicht behagen. Denn hier sitzen – ähnlich wie im Gehirn – Millionen Nervenzellen, die uns Botschaften senden. So schlägt ein Krisengespräch mit dem Partner häufig auf den Magen. Und vor einer Prüfung löst die damit verbundene Aufregung im Darm Alarm aus und zwingt uns oft gleich mehrfach auf die Toilette.

◼ Der große Vorteil dieses Bauchhirns: Es erkennt Stimmungen nicht über die Verstandesebene, sondern ungefiltert und rein über die Emotionen, die uns unsere Sinneseindrücke vermitteln. Oft wissen wir schon beim ersten Augenblick, ob wir einen Menschen mögen oder ihm vertrauen können, noch bevor er einen Satz gesagt hat. Diese Fähigkeit, Situationen richtig einzuschätzen, war in der Steinzeit überlebenswichtig. Das Bauchgefühl ist damit ein wichtiger Kompass im Leben. Wenn wir ihm mehr Beachtung schenken, kann er zum Gradmesser des Glücks werden.

◼ *Motivations-Tipp: Werfen Sie bei wichtigen Entscheidungen auch Ihr Bauchgefühl in die Waagschale. Da es meist sofort zu Ihnen spricht und später vom Verstand überlagert wird, sollten Sie Ihre ersten Gefühle und Gedanken zu einem Thema sofort in einem Notizheft niederschreiben.*

Regel 19: Tanken Sie gute Nachrichten

◼ Durch Fernsehen und Internet hält selbst die kleinste Katastrophe Einzug in unsere Köpfe. Das ist zwar gut für die Medien, denn negative Schlagzeilen verkaufen sich nun mal besser als gute. Doch der Psyche kann das umfangreiche Wissen über Mord und Totschlag, Kriege und Krisen in aller Welt schaden.

◼ Während Männer schlechte Botschaften tendenziell eher erfolgreich verdrängen, lassen sich Frauen durch sie regelrecht stressen. In einem kanadischen Experiment, bei dem sie negativen Nachrichten ausgesetzt waren und anschließend schwierige Aufgaben lösen mussten, fand man hinterher bei ihnen im Speichel eine höhere Konzentration des Stresshormons Cortisol als bei Männern. Die Forscher vermuten, dass diese unterschiedliche Reaktion mit ihrer biologischen Mutterrolle zusammenhängt. Sie reagierten gegenüber potenziell bedrohlichen Situationen instinktiv stärker, weil sie den Nachwuchs schützen wollten. Zudem besäßen sie auch ein besseres emotionales Gedächtnis. Dadurch gelingt es Frauen schlechter, sich von Belastendem abzugrenzen.

◼ Wer merkt, dass er sich durch negative Nachrichten bedroht und gestresst fühlt, sollte deshalb ab und an eine „News-Pause" einlegen oder politisch aktiv werden, um die Dinge konkret mitgestalten zu können. Andernfalls fühlt man sich nur hilflos und ohnmächtig, was ein doppelt schlechtes Gefühl vermittelt.

■ Wer die Welt nicht verändern kann oder mag, sollte Strategien erlernen, die bei der Bewältigung von schlechten Nachrichten helfen oder sich in selektiver Wahrnehmung von frohen Botschaften üben.

■ *Motivations-Tipp: Lesen oder schauen Sie zur Probe mal eine Woche lang keine Nachrichten, Krimis oder Problemfilme, sondern gönnen Sie Ihrer Seele mal Schnulzen, Komödien oder Märchen. Zumindest in persönlich stressigen Zeiten sollten Sie sich nicht noch zusätzlich mit dem Elend der Welt belasten.*

Regel 20: Genießen Sie den Moment

■ Der Mensch hat ein starkes Bedürfnis nach Freiheit, aber auch nach Sicherheit – besonders in Krisenzeiten. Vorsorge wird getroffen für alle Eventualitäten. To-Do-Listen, Besorgungen und Verpflichtungen dominieren unsere Gefühle. Gedanklich sind wir immer schon einen Schritt weiter und verpassen dabei meist die Gegenwart, den gerade gelebten Moment. Dabei beschert uns die Fähigkeit, das Hier und Jetzt wahrzunehmen und zu genießen, oft das größte Glück. Dafür bräuchte man

jedoch ein Mindestmaß an Sicherheit, Zeit und Muße. Denn nur wenn man einen Schritt zur Seite treten kann, sieht man die Dinge, wie sie wirklich sind und kann sich auf das einlassen, was direkt vor einem liegt.

■ Wer das erreichen will, darf nicht ständig zurück oder nach vorne schauen. Er muss loslassen können und lernen, Aufgaben nicht als Berg zu sehen, sondern Schritt für Schritt abzuarbeiten, das Unwichtige auch mal liegen zu lassen. Dann entstehen Freiräume, in denen die Seele und die Sinne schwingen können.

■ Die Gegenwart spielt sich jedoch selten im ganz Großen, sondern in vielen Kleinigkeiten ab: den ersten Knospen im Park, dem Duft frisch gebackener Brötchen oder in den wärmenden Sonnenstrahlen auf der Haut. Aber auch die weniger schönen Momente gehören zur Gegenwart und zum Leben und sollten bewusst durchlebt werden. Die Kunst ist, diese besonderen Augenblicke im Alltäglichen einzufangen und zu genießen, dann aber wieder seinen gewohnten Weg fortzusetzen, um nicht im Müßiggang zu versinken.

■ *Motivations-Tipp: Verbannen Sie Grübeleien über das Morgen oder Vergleiche zwischen Gegenwart und Vergangenheit aus Ihrem Kopf, indem Sie diese einfach auf ein Blatt Papier schreiben und symbolisch beiseite legen.*

Regeln kombinieren – viele Lebensjahre gewinnen

■ Da all diese Maßnahmen dazu beitragen, sich besser zu fühlen, steigt die Wahrscheinlichkeit, auch länger zu leben, wenn man so viele dieser Regeln beherzigt wie möglich. Das wird auch von der EPIC Studie eindrucksvoll bestätigt. Dort untersuchten Wissenschaftler, wie sich eine Kombination von nur vier dieser Regeln für das körperliche Wohl auf die Lebenslänge auswirkt. Das eindrucksvolle Ergebnis: Wer mindestens fünf Portionen Obst und Gemüse am Tag isst, in Beruf und Freizeit mindestens mäßig körperlich aktiv ist, vollständig auf Nikotin verzichtet und nicht mehr als ein oder zwei Gläser Wein oder Bier am Tag trinkt, lebt im Durchschnitt 14 Jahre länger als andere! Dieses Ergebnis gilt sogar dann, wenn man leichtes Über- oder Untergewicht oder chronischen Erkrankungen hat. Ausgenommen von der Untersuchung waren allerdings Männer und Frauen mit oder nach Krebs, Schlaganfall oder Herzinfarkt. Mit bewertet wurden Alter, Geschlecht, Body Mass Index und gesellschaftliche Position. Allein das sollte Motivation genug sein, sein Verhalten langfristig umzustellen.

■ *Fazit: Die Wirkung dieser Verhaltensweisen in Bezug auf unsere Gesundheit sind bestens untersucht. Je mehr dieser 20 Longlife-Regeln Sie im Alltag berücksichtigen, desto größer ist der Gewinn an Lebensqualität und Lebensjahren.*

5. *Verhalten ändern*

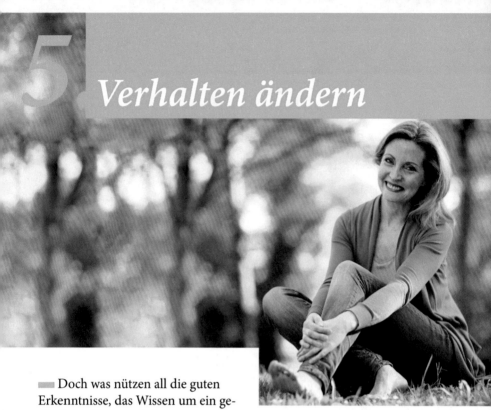

Doch was nützen all die guten Erkenntnisse, das Wissen um ein gesünderes, längeres Leben, wenn man es nicht schafft, diese guten Ratschläge auf Dauer in die Tat umzusetzen? Die Rückschläge bei einer Diät oder die Wiederholung von immergleichen Fehlern in der Partnerschaft oder im Umgang mit Kollegen kennt sicher jeder. Ebenso die Begeisterung, den Zauber, der jedem Anfang innewohnt: Man macht sechs Wochen lang täglich Yoga. Man isst abends nur noch Salat. Man hat ein Abo im Fitness-Studio und geht dreimal pro Woche trainieren. Und danach nicht mehr. Dann fallen alle guten Vorsätze in sich zusammen wie ein Kartenhaus. Warum nur können wir das Gute nicht dauerhaft tun und das Schlechte nicht lassen?

Die Antwort ist einfach: Wir werden bis zu 99 Prozent von unserem Unterbewusstsein gesteuert. Hier nämlich werden alle Erfahrungen und Gefühle, die wir im Laufe unseres Lebens machen, wie auf einer Computer-Festplatte abgespeichert. Hier befinden sich auch all unsere Glaubenssätze – ob richtige oder falsche, ob gute oder böse – jederzeit auf Abruf bereit. In jeder x-beliebigen Alltagssituation reagieren wir deshalb überwiegend automatisch, instinktiv und blitzschnell. Wir denken nicht darüber nach, dass wir atmen und laufen müssen, oder wie wir reagieren, wenn wir einen Unfall haben. Von hier aus, nicht vom Verstand, werden die Impulse auch im Supermarkt gesteuert, wenn es um die Fragen geht: Chipstüte oder Joghurt? Softdrink oder stilles Wasser? Hier sitzt der Schweinehund, der jede neue Erkenntnis anknurrt wie einen Dieb. Eine Art internes Sabotageprogramm, das nach dem immergleichen, antrainierten Schema abläuft und einem das Leben schwer macht. Sich mit dem Bewusstsein immer wieder die guten Vorsätze und die damit häufig verbundenen Verbote vor Augen zu führen, ist anstrengend.

Hinzu kommt, dass das Unterbewusstsein mit 11 Millionen Bits pro Sekunde alle eingehenden Informationen ultraschnell verarbeitet, während das Bewusstsein mit nur 40 Bits pro Sekunde dagegen einer Schnecke gleicht. In den meisten Situationen müssen wir aber schnell entscheiden und reagieren dann so, wie wir es in der Kindheit gelernt haben, vor allem bis zum sechsten Lebensjahr. Dieses Verhalten wird zur Blaupause für unser späteres Leben. Denn es hat sich bewährt, sprich: das Überleben gesichert. Und Bewährtes tauscht man nicht grundlos aus.

Später, wenn man es besser weiß, fällt es umso schwerer, sich mit Neuem anzufreunden. Dazu kommt die Bequemlichkeit – eine nicht nur menschliche Eigenschaft, die uns immerhin viele kluge Dinge erfinden ließ, wie den Fahrstuhl, das Auto und die Fernbedienung.

Je älter wir werden, desto schwieriger ist es, sein Leben nachhaltig umzustellen. Wir verlernen nicht die Fähigkeit zu lernen. Doch unser Gehirn ist auf normalem Wege nicht mehr in der Lage, das neue Muster so zu verinnerlichen, dass es ein älteres verdrängen kann.

Wer als Kind oft mit Süßem getröstet wurde, greift bei Kummer und Sorgen auch eher zu Schokolade und Torte als andere.

Wie schwer eine Umstellung auf neue Verhaltensmuster im Alter ist, wird in der Therapie von Diabetikern oder Herzkranken ersichtlich. Dabei könnten gerade diese Patienten, die in der Regel mit 50 oder 60 Jahren erkranken, allein durch eine Ernährungsumstellung und mehr Bewegung viel erreichen, etwa den Blutzuckerspiegel ohne Tabletten im Lot halten oder den Blutdruck signifikant senken. Doch leider gelingt es den wenigsten, Tagesablauf und Speiseplan dauerhaft an die Erkrankung anzupassen oder sich zu mehr Bewegung aufzuraffen.

Das Unterbewusstsein umpolen

Das bessere Wissen unseres Bewusstseins, unserer Vernunft allein reicht also nicht, unser Verhalten langfristig zu verändern. Doch wie lernt man, an etwas zu glauben oder etwas zu tun, das den fest verwurzelten unbewussten Verhaltensmustern und Glaubenssätzen widerspricht? Dafür braucht es ein regelrechtes Training, zum Beispiel eine Verhaltenstherapie. Gemeinsam mit einem Therapeuten oder in einer Gruppe lernt man, alte Denk- und Verhaltensmuster mit dem Verstand zu erfassen und durch Übungen und Bewusstmachung durch neue, bessere zu ersetzen. Eine Veränderung kann hier aber ausschließlich über die Verstandesebene, also das Bewusstsein erfolgen. Auch wenn diese Methode zweifellos erfolgreich ist, so gelingt der Wandel jedoch effektiver, wenn man sich direkt an das Bauchhirn wendet, an den Instinkt, an das Unterbewusstsein.

Die Neuprogrammierung

▬ Eine solche Methode, dieses ohne Umwege zu erreichen und im positiven Sinne zu verändern, ist die Reprogrammierung des Unterbewusstseins (engl. Brainwave Entrainment). Die Methode ist seit über 70 Jahren gut erforscht und wird im Internet unter verschiedenen Bezeichnungen wie etwa Neuro Programmer 3 oder Reprog 100 angeboten, funktioniert aber überall ähnlich: Zunächst klärt man in einem Gespräch, welche Probleme man lösen bzw. welche Verhaltensweisen man ändern möchte. Daraufhin werden spezielle, individuelle Audiosignale entwickelt, die der Gehirnwellenstruktur in die Phase der frühen Kindheit entsprechen. Ein Zustand wie in den ersten sechs Lebensjahren, bevor sich das Bewusstsein entwickelte. Aber auch entspannende Alpha-Wellen führen zu maximaler Aufnahmebereitschaft und eignen sich zur Beeinflussung des Unterbewusstseins. Diese "hypnogogischen Trancefrequenzen" machen es möglich, dass Informationen ähnlich wie bei einer Hypnose am Verstand vorbei direkt ins Unterbewusstsein dringen.

▬ Fahnden Sie nach Ihrem persönlichen Sabotageprogramm!

▬ Welche alten Glaubenssätze stehen Ihrem Glück im Weg?

▬ Sobald man die richtige Frequenz gefunden hat, werden vorher entworfene Suggestionen auf CD gebrannt oder als Audio-Datei für den MP3-Player erstellt. Diese hört man sich dann per Kopfhörer jeden Tag über mehrere Wochen hinweg an. So werden nach und nach falsche Glaubenssätze durch gute, richtige ersetzt. Visualisierungstechniken, also die Vergegenwärtigung eines Wunschzustandes vor dem geistigen Auge, verstärken den Trainingseffekt. Denn das Unterbewusstsein besitzt die Fähigkeit, auf Bilder noch stärker zu reagieren als auf akustische Signale. Auch kann es nicht zwischen Realität und Fiktion unterscheiden und kann damit jeden Gedanken Wirklichkeit werden lassen. Ein perfektes Werkzeug also, um seinen Zielen – egal auf welcher Ebene – näher zu kommen.

▬ Die Methode findet Anwendung bei der Bewältigung von Schlafproblemen, Stresszuständen, Kopfschmerzen, beim Abnehmen, beim Nikotinentzug, aber eben auch bei persönlichen Problemen in Beziehung und Beruf.

Aber auch mit Hilfe anderer Mentaltechniken kann man das Unterbewusstsein austricksen, neue Glaubenssätze einschmuggeln und Wunsch-Schablonen für bessere Verhaltensmuster basteln.

Etwa mit der Methode des Positiven Denkens. Dabei geht es darum, an der inneren Einstellung zu arbeiten und zu lernen, das Positive im Negativen zu sehen, also die Chancen jeder Situation und nicht die Fehler, Versäumnisse und Probleme im Blick zu haben.

Übung: Nehmen Sie sich jeden Abend zehn Minuten Zeit und schreiben Sie auf, was Sie an Schönem erlebt haben. Sie werden staunen, wie viel Gutes man selbst noch an schlechten Tagen findet.

Der wichtigste und bekannteste Vertreter des Positiven Denkens ist der amerikanische Psychologe Joseph Murphy. Ihm zufolge kann man auf Dauer auch sein Unterbewusstsein positiv verändern, sich quasi zum Erfolg denken. Er prägte den Begriff der „sich selbsterfüllenden Prophezeihung". Demnach wird, wer an sich glaubt, durch diese positive Ausstrahlung meist auch mit Glück und Erfolg belohnt. Wer dagegen alles negativ sieht, wird allein dadurch bald schon weitere äußere Umstände vorfinden, die ihn in dieser Ansicht bestätigen.

Doch Achtung: Offenheit und Neugier sind zwar wichtige Charaktereigenschaften und Voraussetzungen für Erfolg. Doch sollte man nicht blind oder allzeit mit einer rosaroten Brille durch die Welt gehen! Ein gutes Maß an Vorsicht und Skepsis ist oft nicht nur angebracht, sondern auch überlebenswichtig. Wer zum Beispiel sagt, ich werde schon keinen Krebs bekommen und nie zur Vorsorge geht, begeht einen groben Fehler!

Der Vorteil dieser Methode, die von dem deutschen Psychiater Johannes Heinrich Schultz vor 87 Jahren aus der Hypnose entwickelt wurde: Sie ist leicht in Kursen oder durch Audio-Programme zu erlernen und kann überall ohne weitere Hilfsmittel von jedem selbst praktiziert werden. Dabei handelt es sich um eine Art der Selbsthypnose, mit Hilfe derer man einen maximalen Entspannungszustand erzeugt und in diesem die Kraft der Gedanken steuert. Dabei richtet man den Blick nach innen und sagt sich stumm Sätze wie: „Ich werde ganz müde" oder „Mein rechter Arm wird ganz schwer". Auf diese Weise kann man Körpertemperatur und Herzschlag beeinflussen. Fortgeschrittene können sogar den Blutdruck senken. Das Unterbewusstsein erreicht man damit jedoch nicht.

Progressive Muskelentspannung

▰ Ähnlich funktioniert auch die Progressive Muskelentspannung nach Edmund Jakobson. Sie ist oft Teil einer Verhaltens-, Anti-Stress- oder Angst-Therapie, mit der man chronische Schmerzen in Kopf und Rücken sowie Schlafstörungen in den Griff kriegen kann. Besonders bei Angst- und Spannungszuständen zeigen sie nachweisbare Erfolge. Aber auch in immerhin 60 Prozent der Studien konnte man eine Verbesserung des Allgemeinbefindens feststellen, weshalb die Methode als das in der klinischen Praxis geeignetste Entspannungsverfahren gilt.

▰ Sie ist leicht zu erlernen und trainiert allein durch die Kraft der bewussten Konzentration gezielt den Wechsel zwischen Anspannung und Entspannung der Muskulatur. Und auch wenn man hier das Unterbewusstsein nicht erreicht, so kann man doch mit dieser Methode indirekt sein Verhalten verändern. Denn viele unliebsame Verhaltensweisen wie Bequemlichkeit oder Völlerei sind Ersatzhandlungen und Kompensationsmechanismen für ungelöste Probleme, Unzufriedenheit und Stress.

Vorbeugen statt Therapieren

▰ Dass etwa das Erlernen der Progressiven Muskelentspannung nach Jakobson oder des Autogenen Trainings heute Kassenleistungen sind, zeigt, dass sich die herkömmliche Sichtweise auch in Deutschland immer weiter weg von der reinen Reparatur- und Apparatemedizin hin zu Prävention und Prophylaxe verschiebt. Die Vermeidung von Krankheiten genießt heute zu Recht einen größeren Stellenwert als noch vor zehn Jahren. Denn sie hat nicht nur einen volkswirtschaftlichen Nutzen, sondern auch eine die Lebensqualität erhaltende Dimension. Eigenverantwortliches Handeln im Sinne der eigenen Gesundheit wird deshalb immer öfter gefördert und belohnt. Warten Sie also nicht, bis die ersten Folgeschäden schlechter Gewohnheiten auf die Gesundheit schlagen! Werden Sie selbst aktiv und übernehmen Sie mehr Verantwortung für Ihr Wohlergehen!

▰ *Fazit: Ein Großteil unseres Verhaltens wird vom Unterbewusstsein gesteuert. Hier sitzen viele falsche Glaubenssätze, die es schwer machen, einmal erlernte Angewohnheiten im Erwachsenenalter abzulegen. Mit Hilfe bestimmter Methoden der Neuro-Programmierung oder der Autosuggestion kann man es aber schaffen, negative Verhaltensmuster durch positive zu ersetzen. Nur so kann man sein Hauptziel erreichen: So lange wie möglich gesund zu bleiben!*

6. Die Chancen der modernen Medizin

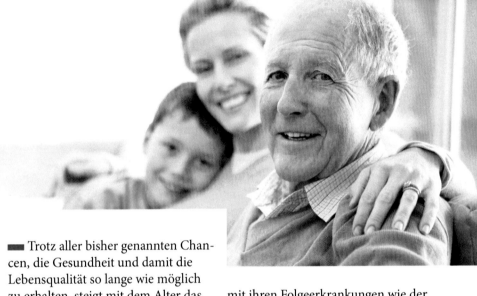

■ Trotz aller bisher genannten Chancen, die Gesundheit und damit die Lebensqualität so lange wie möglich zu erhalten, steigt mit dem Alter das Erkrankungsrisiko an. Vor allem Herz-Kreislauf-Erkrankungen gehören – zumindest in den Industrienationen – immer noch zur Todesursache Nummer eins. Als Herzchirurg möchte ich Ihnen an dieser Stelle Hoffnung geben, dass man dank der modernen Medizin selbst dann noch viele Möglichkeiten hat, sein Leben um einige Jahre zu verlängern. Im Folgenden einige der aus meiner Sicht dafür wichtigsten Entwicklungen der letzten Jahre.

Herzstents und Bypass verlängern das Leben

■ Die Koronare Herzerkrankung (KHK) gehört weltweit zu den häufigsten Erkrankungen und ist gemeinsam mit ihren Folgeerkrankungen wie der Herzinsuffizienz und dem Herzinfarkt auch immer noch die Todesursache Nummer eins in den Industrienationen. Allein in Deutschland versterben rund 21 Prozent der Bevölkerung daran.

■ Hauptursache einer KHK sind Engstellen in den das Herz versorgenden Gefäßen, ausgelöst durch Verkalkungen, sogenannte Plaques. Das Blut kann diese Stellen nur noch schwer passieren. Das Herz wird daraufhin nicht mehr genug mit Sauerstoff versorgt und lässt in seiner Leistung nach. KHK-Patienten leiden deshalb meist unter Schwäche, Müdigkeit und Kurzatmigkeit. Fließt kein Blut mehr durch ein Gefäß, kommt es zum Infarkt. Nicht immer äußert sich dieser in den typischen Symptomen mit Schmerzen und Atemnot. Ein Verschluss in einem kleineren Gefäß etwa wird manchmal gar nicht bemerkt. Man spricht von einem „stummen" Infarkt. Sind jedoch größere Herzgefäße vom Verschluss bedroht, ist dies äußerst lebensgefährlich.

Die minimalinvasive Stent-Technologie macht es möglich, die verengten Herz- und Herzkranzgefäße wieder zu erweitern und so die Durchblutung des Herzmuskels wiederherzustellen. Dabei wird ein Katheter über die Leiste bis zur Engstelle geschoben. Dann wird der Stent – ein winziges Stahlgerüst –, der an der Spitze des Katheters befestigt ist, entfaltet. Diese interventionelle Methode wurde in den letzten Jahren als schonende Alternative zu der sonst nötigen und vermeintlich riskanteren Bypass-OP gefeiert. Neue Zahlen belegen, dass die Stent-Versorgung in den letzten Jahren explodiert ist. Nicht selten wegen des hohen Kostendrucks in den Kliniken.

Doch gleichzeitig hat eine aktuelle Auswertung der SYNTAX Studie ergeben, dass bei einer ausgeprägten KHK eine Bypass-OP dem Stent-Eingriff deutlich überlegen ist. So haben Nachuntersuchungen nach 5 Jahren gezeigt, dass Tod, Herzinfarkt, Schlaganfall, erneuter Stent oder Bypass nach herzchirurgischer Behandlung deutlich seltener waren als nach kardiologischer Intervention und Stentimplantation (26,9 Prozent gegenüber 37,3 Prozent).

Die Gründe dafür liegen in einem erneuten Verschluss am Ort der einstigen Engstellen, da das Bindegewebe dazu neigt, durch das Stent-Geflecht zu wuchern, quasi die durch die Aufdehnung der Gefäßwand entstandene Verletzung zu heilen. Auch mit Medikamenten beschichtete Stents bieten keine Garantie, dass dies nie wieder passiert und erhöhen nach neuesten Erkenntnissen sogar die Gefahr für einen Herzinfarkt im Vergleich zu nicht beschichteten Stents. Allein die Gabe von blutverdünnenden Mitteln kann dies verhindern.

Dass Lebensqualität und Lebenslänge nach einem Bypass besser sind, liegt unter anderem daran, dass dabei das verkalkte und verengte Gefäßsegment komplett überbrückt wird. Dafür entnimmt man dem Patienten während der OP arterielle Bypassgrafts aus der Brustwand, die sogenannte Arteria mammaria, die deutlich bessere Offenheitsraten aufweist als die ursprünglich aus dem Bein gewonnenen Venenbypässe. Das Gefäß ist damit fast wie neu und gut haltbar. Einer neuen Untersuchung zufolge bekommen trotzdem rund ein Drittel der Bypass-Kandidaten primär einen Stent. Der Grund: Viele haben Angst vor der Operation, dem Öffnen des Brustbeins und dem Stilllegen des Herzens während der Operation. Alternativ wird heutzutage in einigen spezialisierten Kliniken ein neues Off-Pump-Verfahren angewendet. Dabei wird nur noch der Teil des Herzens durch Klammern stillgelegt, an dem operiert wird. Das restliche Herz schlägt ohne Einsatz der Herz-Lungenmaschine weiter. In guten Kliniken liegt heutzutage das Risiko einer Bypassoperation bei unter einem Prozent.

▬ Damit es erst gar nicht zu einem Herzinfarkt kommt und gefährliche Engstellen rechtzeitig erkannt werden können, sollten Patienten mit diagnostizierter KHK alle zwei Jahre einen Check-up beim Kardiologen machen. Der besteht aus einer Blutuntersuchung, einem Ruhe- und einem Belastungs-EKG sowie einer Untersuchung per Röntgenbild und Ultraschall. Wer bereits einen Herzinfarkt hatte und einen Stent oder einen Bypass implantiert bekam, sollte noch engmaschiger betreut werden.

Neue Herzklappen – schonende Verfahren

▬ Angetrieben von den elektrischen Impulsen des Sinusknotens – einem Nervenzentrum im rechten Vorhof –, schlägt unser Herz pro Minute zwischen 60 und 80 Mal. Dieser Puls kann in Ruhe auch weniger sein, bei Bewegung dagegen mehr. Bei jedem Schlag, den wir mit der flachen Hand an Brust oder Handgelenk wahrnehmen, zieht sich das Herz rhythmisch zusammen. Dabei wird frisches, mit Sauerstoff angereichertes Blut von der linken Herzkammer aus in die Arterien gepumpt.

Darauf folgt eine kurze Phase der Entspannung, in der das verbrauchte, sauerstoffarme Blut über die Venen zurück in die rechte Herzhälfte fließt. Sauerstoff tankt es genau zwischen rechter Herzkammer und linkem Vorhof – im Lungenkreislauf.

▬ Vier Klappen sorgen als Ventile dafür, dass das Blut nicht wieder zurückläuft, sondern nur in eine Richtung fließt. Zwei Klappen liegen zwischen den Vorhöfen und den Hauptkammern des Herzens. Zwei weitere trennen einerseits die linke Herzkammer von der großen Hauptschlagader, der Aorta sowie die rechte Herzkammer von der Schlagader des Lungenkreislaufs.

▬ Etwa eine Minute braucht unsere Bio-Pumpe, um die im Körper kursierenden fünf bis sechs Liter Blut einmal komplett durchzuschleusen. Im Laufe eines Lebens werden so ungefähr 250 Millionen Liter Blut durch den Körper gepumpt. Bis wir 70 Jahre alt sind, müssen sich unsere Herzklappen rund zwei Milliarden Mal öffnen und schließen.

▬ Bedingt durch Alter und Verschleiß, aber auch durch Übergewicht, Bewegungsmangel, Arteriosklerose und Bluthochdruck kann sich ein Klappenfehler einschleichen, meist auf der linken Herzseite. Eine bakterielle Entzündung, die teils sogar durch Belastung bei Fieber oder eine Zahnfleischentzündung ausgelöst werden kann, schädigt dagegen eher die

rechtsseitigen Herzklappen.
▦ Angeborene Klappenfehler sind noch seltener. Die Folgen aber sind dramatisch: Entweder schließen die Bio-Ventile nicht mehr richtig (med. „Klappeninsuffizienz") oder sind umgekehrt zu eng und können sich nicht mehr korrekt öffnen (med. „Klappenstenose"). In jedem Fall aber passiert das Gleiche: Das Blut wird nicht mehr vollständig durch die Kammern gepumpt und staut sich in der Herzhöhle vor der jeweiligen Klappe. Dadurch können sich – ähnlich wie beim Vorhofflimmern – Blutgerinnsel bilden, die über den Blutkreislauf ins Gehirn gelangen und einen Schlaganfall auslösen können. Das Hauptproblem aber ist: Unser Herz versucht, trotz des Blutstaus seiner Aufgabe gerecht zu werden, alle Körperregionen und Organe mit Blut und Sauerstoff zu versorgen und strengt sich deshalb noch mehr an. Herzmuskel und Herzkammern vergrößern sich infolgedessen. Wie ein Motor, der umso schneller heiß wird oder verschleißt, je länger er läuft, ermüdet auch unser Herz ob dieser Anstrengung schneller. Die Folge: Herzschwäche (med. „Herzinsuffizienz"), die irgendwann im Herzversagen endet.
▦ Erste Anzeichen eines Klappenfehlers können mangelnde Leistungsfähigkeit, große, unerklärliche Müdigkeit und Bluthochdruck sein. In einem späteren Stadium kann es zu

Atemnot und Herzrhythmusstörungen kommen.
▦ Die defekten Herzklappen zu reparieren oder zu ersetzen, ist deshalb bei größeren Problemen geradezu lebenswichtig. Eine Operation am offenen Herzen, wie sie bislang dafür nötig war, ist allerdings ebenfalls mit Risiken verbunden.
▦ Die Alternative – zumindest derzeit für den Ersatz einer kaputten, linksseitigen Aortenklappe – ist eine Transkatheter-Aortenklappenimplantation (TAVI). Bei dieser minimalinvasiven OP wird eine biologische Klappenprothese per Katheter an die Stelle der alten, unbrauchbaren Herzklappe gebracht. Entwickelt hat das Verfahren der französische Kardiologe Alain Cribier.
▦ Die Prothese besteht aus Schweine- oder Rinder-Herzbeutelmaterial und hat wie die menschliche Aortenklappe drei Klappensegel. Sie hängt an einem metallischen Stützgeflecht, das unter einer Schutzhülle am Katheter befestigt und durch Kälteeinwirkung gefaltet wird. Es trägt die Klappe bis zum Ziel im Herzen und verankert sie dort.
▦ Dann schiebt der Operateur den Katheter mitsamt der Konstruktion über eine Arterie in der Leiste bis zum Herzen. Mit Hilfe von Röntgenbildern bestimmt er die genaue Position für die Klappenprothese und setzt diese anschließend frei, indem er die Schutzhülle zurückzieht. Das Metall-

geflecht dehnt sich aus und entfaltet dabei gleichzeitig die neue Klappe wie ein Zelt. Die alte, defekte Klappe wird einfach verdrängt.

Damit der Moment des Einsetzens auch gelingt, wird das Herz währenddessen mit Hilfe eines Schrittmachers für wenige Sekunden so schnell zum Schlagen angeregt, dass es nur noch flimmert und fast stillsteht. Schon wenige Augenblicke später aber ist die Klappe einsatzbereit und das Blut fließt wieder ganz normal vom Herzen in die Hauptschlagader. Das Ganze findet unter Vollnarkose statt und dauert nur eine Stunde. Alternativ, bei nicht passierbaren Leisten- und Beckengefäßen kann die Transkatheterklappe auch über die Herzspitze oder die Schlüsselbeinarterie eingebracht werden.

Die Transkatheter-Herzklappe ist im Vergleich zu den herkömmlichen Modellen kleiner, besser faltbar und besitzt einen optimierten Fixierungsmechanismus. Er kann somit leichter über den Katheter eingeführt und in der defekten Herzklappe entfaltet werden. Dadurch lassen sich die Ergebnisse dieses Eingriffs bei schwer kranken Patienten, die nicht operationsfähig sind, weiter verbessern. Laut PARTNER-Studie stieg nach der Implantation von SAPIEN Transkatheter-Herzklappen nicht nur ihre Lebensqualität deutlich an. Der körperliche Gesundheitszustand entsprach auch dem zehn Jahre jüngerer Menschen. Dadurch verbesserte sich schließlich auch die Überlebensrate. Im Durchschnitt überlebten TAVI-Patienten 699 Tage ohne Krankenhausaufenthalt, mit Tabletten therapierte Patienten nur 355 Tage. Bei operablen Risikopatienten konnte man dagegen keinen Unterschied im Überleben feststellen, wohl aber weniger Schlaganfälle, weniger Implantationen von Herzschrittmachern und weniger Klappenundichtigkeiten.

Das ist auch der Grund, warum gemäß der neuen ESC/EACTS (European Society of Cardiology/European Association for Cardiothoracic Surgery) 2-Leitlinie die TAVI nun auch für operable Risikopatienten empfohlen wird. Ein echter Fortschritt! Denn bislang sollten laut Leitlinien nur als inoperabel geltende Patienten eine TAVI erhalten. Es ist jedoch wichtig zu wissen, dass im bisher dokumentierten Verlauf nach Transkatheterklappenimplantation die Überlebensrate ähnlich wie nach normaler Operation gegeben ist. Schlaganfall, Schrittmacherhäufigkeit und vor allem Klappenundichtigkeit sind jedoch deutlich höher, was bedeutet, dass man die Frage „Transkathetereingriff oder konventionelle Operation?" gut abwägen sollte. Vor allem Undichtigkeiten der implantierten Klappe führen zu einer Einschränkung der Lebensqualität aber auch der Lebenserwartung.

■■■ Die Altersgrenze für Bioprothesen – wie es die Herzklappen sind – liegt nach den neuen Leitlinien bei über 65 Jahren für Aortenklappen und bei 65 bis 70 Jahren für den Ersatz einer Mitralklappe. Auf Wunsch des Patienten kann eine Bioprothese jedoch auch schon früher eingesetzt werden. Es gilt, das Risiko der Einnahme von Gerinnungsmitteln, wie sie für mechanische Klappen notwendig sind, abzugleichen mit dem im Laufe der herzchirurgischen Entwicklung deutlich geringer gewordenen Risiko einer Zweitoperation.

■■■ Für die Beurteilung des Alters und der „Operabilität" eines Patienten ziehen die Experten jedoch nicht unbedingt dessen tatsächliches Alter heran, sondern sein biologisches. Denn wie in den ersten Kapiteln bereits erwähnt, kann es zwischen beiden eine große Differenz geben. So ist mancher 80-Jährige fitter als ein 70-Jähriger. Das biologische Alter eines Patienten lässt sich mit Hilfe des Frailty (Gebrechlichkeits) Index' feststellen, der die körperliche Leistungsfähigkeit misst.

■■■ Neue Operationsverfahren mit „minimalinvasivem" Operationszugang senken die Belastung durch den Eingriff für Patienten erheblich. Hierbei kann z. B. für die Aortenklappe (Herzklappe zwischen linker Herzklappe und großer Körperschlagader) sowohl ein Zugang über den oberen Anteil des Brustbeins, von ca. 6–8 cm Länge, als auch über den unteren Anteil gewählt werden. Man spricht dann von einer partiellen oberen bzw. unteren Sternotomie. Weiterhin ist ein operativer Zugang zur Aortenklappe, seitlich des Brustbeins, z. B. zum Bett der 5. Rippe möglich. Die Mitralklappe (Herzklappe zwischen linkem Vorhof und linker Hauptkammer) lässt sich minimalinvasiv ebenfalls über eine seitliche Brustöffnung operieren. Durch diese verkürzten Zugänge wird die operative Belastung für den Patienten erheblich gemindert, ein geringerer Blutverlust sowie eine verkürzte Aufenthaltsdauer können resultieren.

■■■ Durch eine zeitgerechte Indikationsstellung zur Herzklappenoperation lassen sich qualitativ wertvolle Lebensjahre sichern. Es liegt wissenschaftlich nachgewiesen eine klare Korrelation zwischen Gesundheitszustand zum Zeitpunkt der Operation und operativem Ergebnis sowie auch hinsichtlich der postoperativen Überlebenszeit vor. Konkret: Wer zu lange wartet, z. B. bis schwere Gesundheitsbeeinträchtigungen (ausgeprägte Symptomatik) eingetreten sind, verschlechtert seine Prognose erheblich. Die beschriebenen neu entwickelten Verfahren setzen den Fortschritt in der Medizin auch im Bereich der Herzklappenerkrankungen um und ermöglichen Patienten zu helfen, die noch vor nicht allzu langer Zeit als inoperabel abgelehnt worden wären.

Implantierbare Defibrillatoren schützen vor Plötzlichem Herztod

▪▪▪ Jedes Jahr sterben in Deutschland rund 120.000 Menschen am plötzlichen Herztod. Damit gehört das Ereignis weltweit zu den häufigsten Todesursachen.

▪▪▪ Ein Risiko dafür tragen all jene, die an einer Herzschwäche leiden, bereits einen Herzinfarkt hatten, selbst einen plötzlichen Herztod überlebt haben oder ein näheres Familienmitglied haben, das einen plötzlichen Herztod erlitten hat. Auch Menschen, deren Herz bei einer Kontraktion weniger als 35 Prozent des Blutes auswirft, sind gefährdet, einen plötzlichen Herztod zu erleiden. Denn diese niedrige „Auswurffraktion" ist ebenfalls ein deutliches Zeichen einer gestörten Herzfunktion.

▪▪▪ Beim Plötzlichen Herztod kommt es zum Kammerflimmern. Das heißt, die großen Kammern des Herzens vibrieren so schnell, dass sie sich nicht mehr richtig zusammenziehen können. Diese Kontraktionen aber ermöglichen erst den Weiterfluss des Blutes. Beim Kammerflimmern kommen Herz und Blutkreislauf zum Stillstand. Lebenswichtige Organe werden dann nicht mehr mit Sauerstoff versorgt. Ohne Hilfe droht innerhalb weniger Minuten der Tod.

▪▪▪ Weil recht viele Menschen jederzeit davon betroffen sein können, gibt es mittlerweile in den meisten Städten und auf öffentlichen Plätzen für jeden zugängliche „externe Defibrillatoren". Das sind Geräte, die mit Stromstößen das aus dem Takt geratene Herz schnell wieder in seinen normalen Rhythmus zurückversetzen. Sie sind recht einfach unter Audio-Anleitung von jedermann zu bedienen. Helfer können anderen damit im Notfall das Leben retten.

▪▪▪ Langfristigen Schutz bieten allerdings nur implantierbare Geräte. Diese „implantierbaren Cardioverter Defibrillatoren" (ICD) werden ähnlich wie Herzschrittmacher in die obere Brustmuskulatur unter die Haut verpflanzt.

▪▪▪ Der 70 Gramm leichte und Taschenuhr große Mini-Computer aus Titan gibt bei Bedarf leichte Stromstöße ab, um den Herzrhythmus zu normalisieren. Ebenfalls implantierte Elektroden, dünne, isolierte Drähte, messen rund um die Uhr den Herzrhythmus. Ist er zu schnell (med. „Tachykardie") greift der Defibrillator mit elektrischen Impulsen ein. Erst wenn eine sehr starke Störung vorliegt und diese leichten Signale keine Wirkung zeigen, gibt das Gerät einen elektrischen Schock (med. „Defibrillation") ab, um den plötzlichen Herztod zu verhindern.

▪▪▪ Ein Arzt kann mit Hilfe eines speziellen Computers später die Daten aus dem Gerät auslesen und den ICD falls nötig neu programmieren.

Alles in allem ist diese neue Technologie wie ein Schutzengel, der im Notfall Leben retten kann.

Ein Team internationaler Wissenschaftler hat jetzt jedoch in einer Beobachtungsstudie mit 1500 Patienten herausgefunden, dass Defibrillatoren, die bei Herzrhythmusstörungen eingepflanzt werden, oft zu früh elektrische Schocks abgeben. Der Grund: Die Herzrate ist falsch programmiert. Demnach würde der ICD bereits bei 170 Schlägen pro Minute mit Stromstößen reagieren. Dabei würde es laut Studie ausreichen, das Herz erst ab einer Frequenz von 200 Schlägen pro Minute mit Elektroschocks zu beruhigen.

Dieser Missstand schränke nicht nur die Lebensqualität der Betroffenen unnötig ein, da sie die Stromstöße spürten und öfter als nötig in Angst und Schrecken versetzt würden, ja sogar depressiv werden könnten, so die Forscher. Die Übertherapie schädige ihrer Ansicht nach auch das Herz. Ließ man den Schockgeber dagegen erst bei 200 Schlägen pro Minute anspringen, verringerte sich das Sterberisiko der Patienten um 55 Prozent!

Aortenstent – Gefährliche Gefäßbeutel ausschalten

Noch schwieriger sind Probleme in der Aorta, unserer größten Lebensader. Die mit 2,5 bis 3,5 Zentimetern stärkste und mit je nach Körpergröße 40–60 Zentimetern längste Arterie des Körpers verläuft vom Herzen über die Brust bis in Bauch und Becken. Sie bringt das Blut aus der linken Herzkammer in den Körperkreislauf. Ein Teil fließt sofort über die Halsschlagadern zum Gehirn, der andere Teil versorgt auf seinem Weg durch feine Abzweigungen auch alle anderen lebenswichtigen Organe mit frischem Sauerstoff und Nährstoffen.

Leider kann die Aorta – wie kleinere Blutgefäße auch – verkalken. Diese Plaque-Ablagerungen machen die potente Schlagader starr und brüchig. In der Gefäßinnenwand können sich Entzündungen bilden. Diese sind vermutlich der Grund, warum die Gefäßwand der Aorta an diesen Stellen geschwächt ist und sich ähnlich wie an einem Puzzlestück Ausbuchtungen bilden können: so genannte Aneurysmen. In diesen Gefäßbeuteln sammelt sich Blut. Im geringsten Fall schwächt das nur die Aorta. Im schlimmsten Fall können diese Aneurysmen weiter wachsen und reißen. Dann fließt recht schnell sehr viel Blut in den Bauchraum und man kann innerlich verbluten. Ein höchst lebensgefährlicher Zustand! Die meisten Menschen mit einer geplatzten Aorta versterben daran.

Das Heimtückische dieser Erkrankung: Es gibt kaum sichere Anzeichen, die vor der drohenden Gefahr warnen könnten. Allenfalls Schmerzen im Rücken oder der Magengegend oder

Spannungen in der Brust können auf ein großes Aortenaneurysma im Bauch hindeuten, sind aber zu allgemein und werden deshalb oft fehlinterpretiert. Meist wird ein Aortenaneurysma zufällig bei einer Routineuntersuchung wie beim CT oder Röntgen entdeckt. Dabei könnte schon eine fünfminütige Ultraschalluntersuchung erste Auffälligkeiten ausmachen und die Patienten so früher einer Behandlung zuführen, wie Studien zeigen.

Der beste Schutz davor ist, Blutdruck und Cholesterinspiegel normal zu halten und nicht zu rauchen. Eine Garantie, ein Aortenaneurysma zu verhindern, gibt es aber auch damit nicht.

Liegt sein Durchmesser unter vier Zentimetern, kann man unter regelmäßigen Kontrollen abwarten. Aneuysmen ab viereinhalb Zentimetern Größe bei Frauen und zwischen fünf und fünfeinhalb Zentimetern bei Männern gelten als kritisch und sollten operiert werden.

Bislang konnte man ein solch bedrohliches Aneurysma ausschließlich mit einer offenen OP ausschalten. Dabei wird der Abschnitt der Aorta, in dem das Aneurysma sitzt, durch eine Gefäßprothese ersetzt. Der Eingriff ist aber bis heute mit etlichen Risiken verbunden. So ist die Gefahr groß, dass dabei das passiert, was man eigentlich verhindern möchte: Das Aneurysma reißt. Auch muss man während der Operation die Hauptschlagader abklemmen. Dabei und während der Wiedereröffnung der Aorta wird das Herz extrem belastet. Hinzu können durch den Schnitt bedingte Negativeffekte kommen. So kann der Chirurg Nervenfasern verletzen, die später bei Männern zu Impotenz führen können. Und schließlich ist die Wundheilung ein längerer Prozess, bei dem eine Infektion mit Keimen im Bauchraum zu weiteren Komplikationen führen kann.

Die Alternative: eine endovaskuläre Aneurysmatherapie (EAT). Per Katheter setzt man hier in den erweiterten Teil der Aorta ein winziges Metallgerüst ein. Doch anders als ein Herzgefäßstent handelt es sich beim Aortenstent nicht um ein offenes Metallnetz, sondern um einen undurchlässigen Zylinder, der mit einer Gefäßprothese ummantelt ist. Er dient quasi als Ersatzwand für die an dieser Stelle geschwächte Hauptschlagader. Die Aorta wird so gestärkt und das Aneurysma vom Blutkreislauf abgeschirmt. Und so geht's: Ein Katheter, an dessen Spitze der Stent sitzt, wird über die Beinarterie bis zum Aneurysma vorgeschoben. Diesen Vorgang kann der Herzchirurg an einem Bildschirm überwachen. Nachdem er den Stent an der gewünschten Stelle positioniert hat, zieht er den Katheter wieder zurück. Die Vorteile: Die Operationszeit ist kürzer. Der Schnitt mit anschließender Wundheilung entfällt. Der Patient erholt sich schneller. Etwa nach einer Woche darf er nach Hause und kann nach vier bis sechs Wochen wieder seinen normalen Aktivitäten nachgehen. Das Risiko, dass das Aneurysma während des Eingriffs platzt, ist zwar auch hier gegeben, aber etwas niedriger als bei einer offenen OP. Ungünstig wäre es, wenn der Stent nicht richtig sitzt und das Blut dadurch um ihn herum wieder in das Aneurysma fließen kann. Laut Studien bilden sich in bis zu zehn Prozent der Fälle nach einigen Jahren undichte Stellen. Oder der Stent blockiert umgekehrt den Blutfluss. Auch Infektionen oder Brüche gehören zu den Komplikationen, die nach einer solchen Therapie auftreten können. Immerhin ist der Stent in der Aorta besonders großen Belastungen ausgesetzt. Bei einer Pulsfrequenz von 70 Schlägen pro Minute muss er 4200 Ausdehnungen pro Stunde aushalten. Und schließlich steigt danach häufig die Gefahr für Herzerkrankungen. Deshalb sollte man danach besonders auf eine gesunde Ernährung, genug Bewegung und Nikotinverzicht achten.

■ Ob ein endovaskulärer Stent angewendet werden kann oder nicht, muss der behandelnde Arzt entscheiden. Denn es gibt durchaus gute Gründe, die gegen die Behandlung sprechen. Etwa, wenn das Aneurysma eine Form hat, die das richtige Einsetzen des Zylinders nicht möglich macht, oder wenn der Blutbeutel zu nah an einem Organ oder an den Nierenarterien liegt. Beträgt der Abstand zu diesen weniger als ein Zentimeter, kann man keinen Aortenstent einsetzen, da sich der Stent nicht genügend abstützen kann, ohne den Abgang der Nierenarterien zu verlegen. Überhaupt sollten die Nieren gesund sein, da die Organe bei verminderter Funktionsfähigkeit (med. „Niereninsuffizienz") und hohen Kreatinin-Werten das Kontrastmittel, das während des Eingriffs verabreicht wird, sonst nicht abbauen kann. Nicht zuletzt müssen die Beckenarterien frei sein. Ein Verschluss in dieser Gegend spricht ebenfalls gegen eine Stent-OP.

■ Egal, ob offene Operation oder endovaskulärer Stent: Fest steht, dass die Lebenserwartung nach einem Eingriff fast genauso hoch ist wie die von Menschen ohne Aneurysma. Ein riesiger Fortschritt – der Forschung sei Dank!

Resistenter Bluthochdruck – Nierennerven veröden

■ Bluthochdruck (med. „Hypertonie") ist einer der größten Risikofaktoren für die Gefäßgesundheit, allen voran für Herzinfarkt, Schlaganfall und Nierenschädigungen. Neben einer genetischen Veranlagung gehören mangelnde Bewegung, einseitige, fettreiche Ernährung, Rauchen und Stress zu den Ursachen. Schwindelgefühle, Kopfschmerzen und Ohrensausen können erste Hinweise auf zu hohen Blutdruck sein.

Leichte Hypertonie:
140/90 mmHg
Hypertonie Grad 1:
Werte bis 160/100 mmHg
Hypertonie Grad 2:
Werte bis 180/110 mmHg
Achtung:
Werte über 180/110 mmHg sind lebensgefährlich!

Doch gerade weil so viele Faktoren auf den Blutdruck Einfluss nehmen, ist der Wert keine feste Größe, sondern eine Variable, die auch von der Pumpleistung des Herzens, der Elastizität und Weite der Gefäße sowie von der Hormonlage abhängt. Der Druck kann sich dadurch im Laufe des Tages, aber auch durch verschiedene Situationen wie körperliche Anstrengung oder innere Aufregung sprunghaft verändern. Der Versuch, ihn dennoch auf ein normales Maß zu bringen, bleibt die wichtigste Schutzmaßnahme vor Herzinfarkt und Schlaganfall. Gelingt das nicht, liegt die Wahrscheinlichkeit bei 20 bis 30 Prozent, innerhalb der nächsten zehn Jahre ein ernsthaftes Problem rund um Herz und Gefäße zu bekommen.

Deshalb sollte man Bluthochdruck mit Werten über 140/90 mmHg überwachen und behandeln. Zunächst durch eine Umstellung auf eine mediterrane Kost, mehr Bewegung und Nikotinverzicht. Rund 20 Prozent der Deutschen brauchen trotzdem zusätzlich blutdrucksenkende Medikamente. Doch leider kann nur ein Drittel von ihnen überhaupt mit nur einem Medikament den gewünschten Erfolg erzielen. Ein weiteres Drittel der Betroffenen braucht zwei oder drei Medikamente, und das letzte Drittel benötigt drei oder noch mehr verschiedene Substanzen, um den Blutdruck zu normalisieren. In dieser Gruppe gibt es jedoch auch Patienten, die trotz der Einnahme so vieler verschiedener Tabletten und einer Verhaltensänderung nichts erreichen. Ihr Blutdruck bleibt zu hoch. Sie gelten als „therapieresistent". Die Ursache ist eine Überaktivität der Stressnerven in der Niere. Denn in diesem Organ befinden sich Nervenfasern des sympathischen Nervenystems, die unter anderem für eine Ausbildung des Blutdrucks mitverantwortlich sind. Als Auslöser dieser Überaktivität stehen Übergewicht, ein Diabetes, chronische Nierenleiden, aber auch Atemaussetzer während des Schlafes (med. „Schlaf-Apnoe") im Verdacht. Auch eine Überproduktion des Nebennierenrindenhormons kann die Stressnerven entgleisen lassen. Hinzu kommt, dass viele Bluthochdruck-Patienten mehrere Arzneien benötigen, die wiederum die Wirkung der Blutdrucksenker dämpfen können. Dazu zählen zum Beispiel gängige

Entzündungs- und Schmerzmittel wie Ibuprofen und Naproxen oder auch Nasensprays.

■ Bei therapieresistenten Patienten sind diese Stressnerven nicht durch Medikamente beeinflussbar. Schlagen selbst drei und mehr Blutdrucksenker nicht an, dann – und nur dann –, kann man es mit einer neuartigen Therapie versuchen: der „renalen Denervation".

■ Dabei werden die Nerven in der Niere, die den Blutdruck immer wieder in die Höhe treiben, ausgeschaltet. Und so geht's: Über die Leistenarterie wird ein Katheter mit einer Elektrode bis zu den Nierenarterien geschoben. Diese Elektrode gibt hier an vier bis sechs Stellen für jeweils zwei Minuten hochfrequenten Strom ab. Dadurch werden die sympathischen, autonomen Nervenfasern, die für die Entstehung des Bluthochdrucks mitverantwortlich sind, verödet, die Aktivität der Nerven damit reduziert. So lässt sich der mittlere Blutdruck dauerhaft um durchschnittlich 27 mmHg senken. Die Nierenfunktion bleibt dabei vollständig erhalten. Auch Engstellen der Nierenarterien oder gefährliche Gefäßbeutel (med. „Aneurysmen") wurden Studien zufolge auch 36 Monate nach der Therapie nicht beobachtet. Dagegen konnte man das Risiko für Folgeschäden wie Herzinfarkt und Schlaganfall durch den einstündigen Eingriff ohne Vollnarkose deutlich reduzieren.

Die richtige Klinik finden

■ Ob die hier genannten Eingriffe tatsächlich von Erfolg gekrönt sind, hängt nicht unwesentlich von der Erfahrung der Operateure und der Qualität der Klinik als Ganzes ab. Schon kleinste Fehler oder Komplikationen können zum Tod des Patienten führen. Zahlen belegen, dass die Sterblichkeit in der Koronaren Herzchirurgie allein innerhalb Deutschlands erheblich schwanken kann! Spitzenkliniken erreichen eine Sterblichkeit von unter einem Prozent. Die durchschnittliche Sterberate liegt bei 3 Prozent, die schlechteste deutlich darüber. Das MediClin Herzzentrum Lahr/Baden, in dem seit seiner Eröffnung 1994 schon mehr als 30.000 Herzoperationen durchgeführt worden sind, hat seine Daten sogar zusätzlich zur allgemeinen Erfassung für das Institut für Angewandte Qualitätsförderung und Forschung im Gesundheitswesen (Aqua; www.aqua-institut.de) durch das Institut für Informatik der Universität Bielefeld auswerten und einen eigenen Risikoscore erarbeiten lassen. Dieser umfasst 250 Parameter pro Patient und ermöglicht es jedem Herzpatienten, sein persönliches Operationsrisiko einzuschätzen. Die gewonnenen Erfahrungen ermöglichen es den Operateuren, Anfragen zum OP-Risiko auch im Rahmen einer ärztlichen Zweitmeinung zu beantworten. Eine Zweitmeinung kann über die Homepage der Klinik (www.herzzentrum-lahr.de) eingeholt werden, wo auch der vollständige Qualitätsvergleich des MediClin Herzzentrums Lahr/Baden mit dem Bundesdurchschnitt sowie die Jahresberichte für jedermann einsehbar sind. Weitere Informationen rund um das Leistungsspektrum, die neuen Möglichkeiten der Herzchirurgie und das Selbstverständnis des MediClin Herzzentrums finden Sie auch auf meiner Homepage (www.ennker.de).

Weil die Qualität und die Transparenz einer Klinik mit über den Erfolg einer Behandlung entscheiden, sollte man insbesondere bei planbaren OPs oder minimalinvasiven Eingriffen die Herzkliniken genau unter die Lupe nehmen und, falls nötig, der Sicherheit zuliebe lieber ein paar Kilometer mehr für die Anfahrt in Kauf nehmen.

Früher war ein Vergleich der einzelnen Kliniken und Spezialzentren gar nicht möglich. Heute sind Kliniken angehalten, ihre Zahlen offen zu legen und Mängel transparent zu gestalten. Noch ist das nicht lückenlos möglich. Doch freiwillige Angaben und freundliche Auskünfte sprechen für ein reines Gewissen und sind immer ein gutes Indiz für die Qualität einer Klinik. Unter www.qualitaetskliniken.de Stichwort „medizinische Qualität" kann man heute für jede herzchirurgische Klinik Deutschlands die Ergebnisse der OP-Arten, die durch das Aqua Institut erfasst werden, nachschauen.

Weitere Hinweise können Patientenbewertungsportale im Internet geben. Unter www.klinikbewertungen.de findet man zum Beispiel unter dem Stichwort „Herzchirurgie" Bewertungen zur Zufriedenheit, zur Qualität der Beratung, der medizinischen Behandlung und vieles andere mehr.

Fazit: Durch unsere moderne Lebensweise, aber auch durch die immer länger werdende Lebensdauer kommt es im Körper zu Problemen mit den Gefäßen, insbesondere in Herz und Kreislauf. Dank intensiver Forschungen ist es den Wissenschaftlern schon vielfach gelungen, die dafür nötigen operativen Eingriffe zu vereinfachen. Dadurch kann man die Lebensqualität der Patienten verbessern, vielfach eine schwierige, offene OP verhindern, die Risiken senken, und die Lebensdauer verlängern. Bei der Auswahl der Klinik sollte man auf die Qualität, die Ergebnistransparenz und Patientenbewertungen achten

Schlusswort

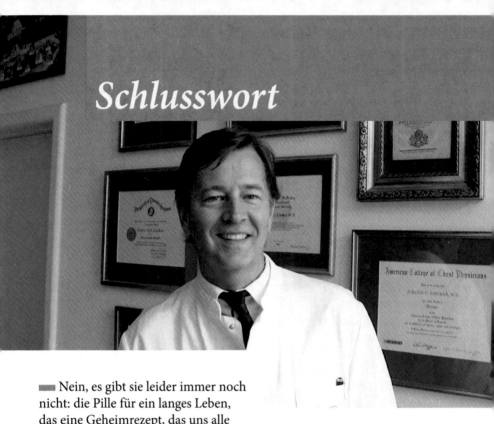

Nein, es gibt sie leider immer noch nicht: die Pille für ein langes Leben, das eine Geheimrezept, das uns alle lange gesund leben lässt, wenn wir es nur brav befolgen. So einzigartig wie jeder Mensch ist, so viele Wege gibt es zu diesem Ziel. Die gute Nachricht dieses Buches aber ist: Sie haben es größtenteils selbst in der Hand, ihr Leben reich an Qualität und Jahren zu gestalten. Dazu gehört, wie Sie lesen konnten, nicht nur eine robuste körperliche Gesundheit, sondern auch „weiche" Faktoren wie Zufriedenheit und Glücksempfinden, Freundschaft, Partnerschaft und Familie. Sie sind mindestens ebenso wichtig für ein langes, lebenswertes Leben, und es ist nie zu spät, sich darauf zu besinnen und diesen Dingen mehr Priorität einzuräumen. Dazu gehört mitunter auch, alte, eingefahrene Verhaltensmuster immer wieder infrage zu

stellen und gegebenenfalls durch neue, bessere Konzepte zu ersetzen. Ich bin sicher, dass Sie die so gewonnene Lebensqualität und Entscheidungsfreiheit sicher schnell über das Stück Bequemlichkeit hinwegtrösten werden, das Sie dafür zwangsläufig aufgeben müssen.

Die in diesem Buch vorgestellten neuesten wissenschaftlichen Erkenntnisse sollen Ihnen, liebe Leser, Motivation und Richtschnur sein, im Rahmen Ihres individuellen Schöpfungsprozesses den richtigen Weg einzuschlagen. Die Hinweise und Ratschläge sollen aber auch Trost und Zuversicht spenden, wenn es mit der Umsetzung der guten Vorsätze nicht so klappt oder wenn das Erbe unserer Vorfahren dem Longlife-Projekt unerbittlich im Wege steht. Denn dann können Sie immer noch auf die Möglichkeiten der modernen Medizin vertrauen. Dass diese tatsächlich einen wertvollen Beitrag leistet, das Leben deutlich zu verlängern oder zumindest die Qualität der letzten Jahre zu verbessern, kann ich Ihnen aus meinem Alltag als Herzchirurg nur immer wieder bestätigen.

Und so hoffe ich, dass die vielen Infos und Tipps in diesem Buch einen Beitrag zur weiteren Aufklärung leisten, die Einzigartigkeit des Lebens zu begreifen, dieses Geschenk in Dankbarkeit anzunehmen und sich seine eigene Verantwortung dafür immer wieder bewusst zu machen. Lesen Sie das Buch deshalb nicht nur einmal, nehmen Sie es öfter in die Hand und ziehen Sie Bilanz. Dann, so bin ich sicher, können Sie ein hohes Alter voller Lebensfreude und Gesundheit erreichen. Ich wünsche es Ihnen von Herzen!

Ihr Prof. Dr. Jürgen Ennker
Lahr/Baden

Quellennachweise

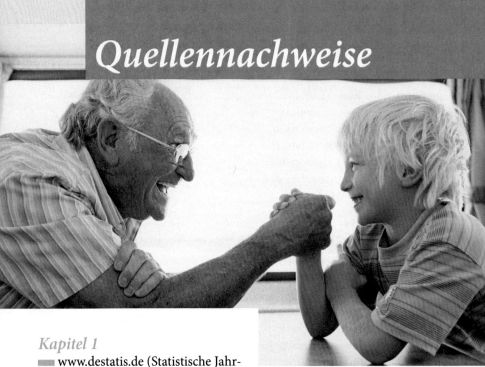

Kapitel 1

www.destatis.de (Statistische Jahrbuch von 2011)

http://de.wikipedia.org/wiki/Biblisches_Alter

Prof. James Vaupel vom Max-Planck-Instituts für demografische Forschung in Rostock

www.scinexx.de; Das Geheimnis der Hundertjährigen

Sebastiani et al.: Genetic Signatures of Exceptional Longevity in Humans; http://sciencemag.org/cgi/content/abstract/science.1190532

Bradley J. Willcox, „Centenary"-Studie

www.scinexx.de; Das Geheimnis der Hundertjährigen

Bundesinstitut für Bau-, Stadt- und Raumforschung Bonn//Quelle: www.stern.de/panorama/ranking-zur-lebenserwartung-in-deutschland-bildung-und-beruf-sorgen-fuer-ein-langes-leben-1716896.html

US-Statistiken in Health Affairs (2008) in Kombination mit Daten der National Longitudinal Mortality Study //Quelle: www.aerzteblatt.de

Max-Planck-Institut für Demographie (www.demogr.mpg.de)

Interview mit Internist und Hormonexperte Prof. Christoph Bamberger in www.apotheken-umschau.de/print/article/74663

Kapitel 2

www.who.org

„World Happiness Report" der New Yorker Columbia University

Wirtschafts-Nobelpreisträger Joseph Stiglitz betonte auf der Konferenz im Königreich Buthan zum Bruttoinlandprodukt

EQ-5D von A. Mielck et al.; Helmholtz Zentrum München

Gesundheitssurvey Studie zur Gesundheit Erwachsener in Deutschland DEGS

Prof. Ulrich A. Müller von der Universität Jena//Quelle: www.stern.de

Diabetes Journal: Das Grundlagen-Buch, Gerhard-W. Schmeisl, Kirchheim-Verlag 2009

www.bkkmedplus.de/106.0.html

Studie in „PLoS Medicine" 2011; 9: e1001106; Siehe auch Ärzteblatt vom 12.10.11: Gesunde Ernährung kann Gene besiegen

Deutsche Gesellschaft für Psychoanalyse, Psychotherapie, Psychosomatik und Tiefenpsychologie (DGPT)

Psychologe Bas Kast; Buch: Ich weiß nicht, was ich wollen soll (Fischer Verlag)

Science Magazin 17. November 2006: Vol. 314 no. 5802 pp. 1154-1156 DOI: 10.1126/science.1132491: The Psychological Consequences of Money (Zeit)

US-Fachblatt PNAS: Psychologe Paul K. Piff: Higher social class predicts increased unethical behavior (Zeit)

www.krebsdaten.de

GBE kompakt 4/2012: Epidemiologie und Früherkennung häufiger Krebserkrankungen in Deutschland (PDF, 800 KB)

www.focus.de/gesundheit/ratgeber/krebs/ vorbeugung/tipps/vorbeugung

www.gsaam.de/faqs.html; Beitrag von Prof. Dr. med. Bernd Kleine-Gunk

Kapitel 3.1.

www.planet-wissen.de/natur_technik/anatomie_ mensch/fitness/index.jsp

http://diabetes-risiko.de/diabetes-vorbeugung.html

www.destatis.de

Deloitte-Studie „Der Deutsche Fitnessmarkt 2010" (www.deloitte.com)

www.zfg-koeln.de

US National Cancer Institute an der Harvard Universität// Quelle: Fachzeitschrift „Plos Medicine"

www.zentrum-der-bewegung.de

www.internisten-im-netz.de

Canadian Cardiovascular Congress (CCC) in Toronto; Montreal Heart Institute

www.wegweiser-demenz.de

www.netdoktor.de

www.herzstiftung.de

Anders Grøntved; Universität von Süd-Dänemark in Odense

Archives of Internal Medicine// www.spiegel.de

Teresa Tamayo, Deutsches Diabetes-Zentrum an der Heinrich-Heine-Universität Düsseldorf, Leibniz-Zentrum für Diabetes-Forschung; Quelle: Sui S. et al., A Prospective Atudy of Cardiorespiratory Fitness and Risk of Type 2 Diabetes in Women. Diabetes Care 31: 550-555, 2008

www.lungenaerzte-im-netz.de

KiGGS-Studie zur Gesundheit von Kindern; Deutsche Gesellschaft für Orthopädie und Orthopädische Chirurgie (DGOOC)

Krankenhaus St. Josef in Regensburg, Prof. Dr. Alois Fürst; Studie mit 400.000 Teilnehmern; Privatdozent Dr. Fernando Dimeo, Leiter der Sportmedizin an der Charité, Berlin in Bild

„Die Kunst länger zu leben" von Prof. Dr. Peter Axt; „Das Geheimnis des Alterns" von Roland Prinzinger

US-Studie um Ralph Pfaffenbarger mit Harvard-Absolventen

Kapitel 3.2.

Deutsche Gesellschaft für Ernährung (DGE) Prof. Dr. Michael Ristow, Institut für Ernährungswissenschaften, Friedrich-Schiller-Universität Jena in „Die Welt" online, 29.5.2011

Ökotrophologie 2. rhw-Praxiswissen für die Aus- und Weiterbildung, Verlag Neuer Merkur GmbH, 2005

Deutsche Gesellschaft für Ernährung: www.dge.de/modules.php?name=Content&pa=showpage&pid=15

Deutsche Gesellschaft für Ernährung (Hrsg.): Ernährungsbericht 2008. Bonn (2008); Watzl B: Sekundäre Pflanzenstoffe – viel hilft viel? Ernährungs Umschau 55 (2008)

Übersicht über sekundäre Pflanzenstoffe und ihre möglichen gesundheitsfördernden Wirkungen (DGE 2004 und 2008)

Kinder-und Jugendgesundheitsstudie KiGGS des Robert-Koch-Instituts

http://europa.eu/rapid/press-release_STAT-11-172_de.htm vom 24.11.2011

Genetic Investigation of Anthropomeric Traits (GIANT), Artikel aus Nature Genetics

Annals of Internal Medicine; Artikel in www.spiegel.de/gesundheit/ernaehrung/oekolandwirtschaft-bio-lebensmittel-schuetzen-die-umwelt-a-853780.html

www.wellness-for-human.de/ernaehrung/naehrstoffverluste/index.html

„Nie mehr Stress-Esser", Diplom-Oecotrophologin Astrid Schobert Schlütersche Verlagsgesellschaft 2011

Kapitel 3.3.

Interview mit Prof. Dr. Jürgen Zulley, Diplom-Psychologe und Leiter des Schlafmedizinischen Zentrums der Universität Regensburg

Interview mit Neurowissenschaftler wie Prof. Dr. Jan Born, Direktor des Instituts für Neuroendokrinologie der Universität zu Lübeck

Interview mit Soziologe und Beschleunigungsforscher Prof. Dr. Hartmut Rosa von der Universität Jena

Studie der Betriebskrankenkassen 2009; aus „Spiegel"

Stressreport 2012 der Bundesanstalt für Arbeitsschutz und Arbeitsmedizin (www.baua.de/de/Publikationen/Fachbeitraege/Gd68.html)

Studie der Techniker Krankenkasse 2009 (www.tk.de/tk/pressemappen/

archiv/pressemappe-stress-studie/164772)

https://osha.europa.eu/de/press/press-releases/stress_workplace_to_rise_say_8_out_of_10_in_major_pan-european_opinion_poll

Interview mit Neurowissenschaftler wie Prof. Dr. Jan Born, Direktor des Instituts für Neuroendokrinologie der Universität zu Lübeck

Bertelsmann-Stiftung und Schweizer Institut Sciencetransfer (http://www.bertelsmann-stiftung.de/cps/rde/xchg/bst/hs.xsl/nachrichten_101148.htm)

Burnout-Prävention IBP, TK Pressemappe; www.aerztezeitung.de/politik_gesellschaft/praevention/article/828822/praevention-aerzte-gesundheitsberatern.html

www.lifeline.de/therapien/alternativmedizin/beim-musizieren-sprechen-die-gefuehle-id32814.html

Interview mit Prof. Eckart Altenmüller vom Institut für Musikphysiologie und Musik-Medizin in Hannover

www.welt.de/wissenschaft/article1461487/Warum-Singen-gesund-ist.html

www.dir-info.de/gesundheit/musik-anhoeren-hilft-beim-entspannen.html

www.daserste.de/information/wissen-kultur/w-wie-wissen/sendung/2012/entspannung-102.html

Adults Demonstrate Modified Immune Response After Receiving Massage, Cedars-Sinai Researchers Show bei http://www.cedars-sinai.edu/About-Us/News/News-Releases-2010/Adults-Demonstrate-Modified-Immune-Response-After-Receiving-Massage-Cedars-Sinai-Researchers-Show.aspx

Improving Mental Health Through Animal-Assisted Therapy, Liana Urichuk and Dennis Anderson, 2003, Edmonton/ Alberta, Canada

Kapitel 4

www.brigitte.de/figur/fitness-fatburn/kalorienverbrauch-berechnen-51070

„Wie wir glücklich lange leben" von Petra Wochnik, Kreuz Verlag 2012

Prof. Heinz Mechling, Direktor des Instituts für Sportwissenschaft der Universität Bonn in www.n-tv.de/wissen/Muskelabbau-beginnt-ab-30-article16973.html

www.sciencedaily.com/releases/2012/05/120503104327.html

Studie von George Davey Smith von der Universität Bristol unter 918 Männern aus Südwales, im „British Medical Journal" 1997 veröffentlicht; aus: www.focus.de/finanzen/news/perspektiven-laenger-leben-durch-sex_aid_170337.html

www.welt.de/print/die_welt/wissen/article13357778/Guter-Sex-langes-Leben.html

www.zentrum-der-gesundheit.de/fertiggerichte.html

DGE, Richtwerte für die Energiezufuhr 2011

Universität Würzburg wurde eine Studie mit Brustkrebspatientinnen, aus Vereine für unabhängige Gesundheitsberatung UGB

Untersuchung des internationalen Meinungsforschungsinstituts Synovate im Auftrag von Reader's Digest in 16 Ländern; in www.gesundheit1.de/de/abnehmen/drucken/n-7254488-deutsche-tolerant-beim-gewicht.htm

Robert Koch Institut Berlin; Statistisches Bundesamt 2013

www.charite.de/dgsm/rat/hygiene.html

US-Wissenschaftler der Vanderbilt University in Nashville im Fachblatt „Current Biology auf www.ksta.de/ernaehrung/-us-studie-stoerung-der-inneren-uhr-kann-dick-machen,15938556,21933330.html

www.fitforfun.de/beauty-wellness/gesundheit/chronotyp/chronotypen_aid_3839.html

Lipoproteines as mediators for the effects of alcohol consumption and cigarette smoking on cardiovascular mortality results from the Lipid Research Clinics follow up Study. Crique M.H. et al., Am. J. Epidemiology 1987;126:629-637

Effects of moderate dose of alcohol with evening meal on fibrinolytic factors. Hendrickx H et al.; British Medical Journal 1994;308:1003-1006

Pressemitteilung der Bundeszentrale für gesundheitliche Aufklärung (BZgA) vom 24.06.2010)

Interview mit Christoph Bamberger vom Präventionszentrum am Universitätsklinikum Hamburg-Eppendorf

www.pressetext.com/news/20041021010

www.saunabund-ev.de/index.php?id=636

www.ingo-froboese.de/blog/saunieren-fur-anfanger/#more-1364

Zahlen vom Robert-Koch-Institut (RKI) Berlin

www.qualitaetssiegel.org/modules.php?name=News&file=article&sid=11 und http://www.wdr5.de/wissenschaft-umwelt/dossier-alternativmedizin/einfuehrung.html

www.sueddeutsche.de/karriere/studie-laecheln-im-akkord-1.554848

Wolf, Doris/Merkle, Rolf: Gefühle verstehen. Probleme bewältigen, PAL, 184 Seiten, 12,80 Euro, ISBN-13: 978-3-923614-18-9

www.lernwelt.at/downloads/interviewmitprofhuether.pdf

Deci, E. L., & Ryan, R. M. (1987). The support of autonomy and the control of behavior. Journal of Personality and Social Psychology

Interview mit Umweltpsychologe Dr. Rudolf Günther, aus: www.hoerzu.de/wissen-service/wissen/warum-uns-die-natur-gluecklich-macht

Statistisches Bundesamt; www.dw.de/nur-das-beste-f%C3%BCr-das-haustier/a-16459060, Artikel vom 18.12.2012)

www.welt.de/gesundheit/psychologie/ article112145958/Haustiere-tun-ihrem-Menschen-einfach-gut.html

www.welt.de/gesundheit/psychologie/article109760642/Frauen-von-schlechten-Nachrichten-mehr-gestresst.html

Epic-Studie; aus www.bkk24.de/typo3/index.php?id=2069

Kapitel 5

Interview mit Psychologe Dr. Bernhard Kulzer vom Diabetes-Zentrum in Bad Mergentheim

Christian Scheier: Neuromarketing – Über den Mehrwert der Hirnforschung für das Marketing

www.reprog100.com

www.neuro-programmer.de

Joseph Murphy: „Die Kraft Ihrer Gedanken, Gondrom, 1999

J. H. Schultz: Das autogene Training. Konzentrative Selbstentspannung. Stuttgart 1970

Klaus Grawe et.al.: Psychotherapie im Wandel. 1994, S. 580ff, insbesondere S. 603-607

Kapitel 6

HSR Proceedings in Intensive Care and Cardiovascular Anesthesia 2012; 4(4): 217-223 coronary artery surgery – now and in the next decade, J.C. Ennker, I.C. Ennker

www.crsti.org/protocols/syntax.html

www.spiegel.de/spiegelwissen/kritik-an-stents-ein-bypass-waere-bei-verengten-herzgefaessen-oft-besser-a-851023.html

www.netdoktor.de/Krankheiten/Herzklappenfehler

www.presseportal.de/pm/18963/1723834/edwards-sapien-transkatheter-herzklappe-fuehrt-zu-wesentlicher-verbesserung-der-lebensqualitaet-bei

www.medical-tribune.de/medizin/fokus-medizin/artikeldetail/kranke-herzklappen-schonend-reparieren.html

www.medtronic.de/erkrankungen/herzklappenerkrankungen/produkt/herzklappenrekonstruktion-herzklappenersatz-produkte/corevalve/index.htm

www.medtronic.de/erkrankungen/ploetzlicher-herztod/therapie/index.htm

www.vitanet.de/aktuelles/herz-kreislauf-gefaesse/20121108-zu-fruehe-elektroschocks

UK Multicentre Aneurysm Screening Study" (MASS) in http://onlinelibrary.wiley.com/doi/10.1002/bjs.8897/abstract

www.medtronic.de/erkrankungen/bauchaortenaneurysma/index.htm

www.kvbawue.de/index.php?id=142

www.hochdruckliga.de/schwereinstellbarer-bluthochdruck.html

Dtsch. Arztebl. Int 2012; 109(17): 313-4; DOI: 10.3238/arztebl.2012.0313b in

▬ www.aerzteblatt.de/archiv/125119/
Schlusswort
▬ www.nejm.org/doi/full/10.1056/
NEJMoa1207481
▬ Management & Krankenhaus
01/2007, S. 4, GIT Verlag gmbH & Co.
KG, Darmstadt

Bildnachweis

Printed in the United States
By Bookmasters